Birgit Zart

FRUCHTBARKEITS-MASSAGE

Birgit Zart

FRUCHTBARKEITS-MASSAGE
Der sanfte Weg zur Empfängnis

IRISIANA

IRISIANA

Die Inhalte des Buches wurden von der Verfasserin nach bestem Wissen erstellt und mit größtmöglicher Sorgfalt geprüft. Sie bieten jedoch keinen Ersatz für eine kompetente medizinische Beratung. Weder Autorin noch Verlag können für eventuelle Nachteile oder Schäden, die aus den gegebenen Hinweisen resultieren, eine Haftung übernehmen.

Bibliografische Information der Deutschen Bibliothek

Die Deutsche Bibliothek verzeichnet diese Publikation in der Deutschen Nationalbibliografie; detaillierte bibliografische Daten sind im Internet unter http://dnb.ddb.de abrufbar.

© Heinrich Hugendubel Verlag, Kreuzlingen/München 2006
Alle Rechte vorbehalten

Textredaktion: Vera Baschlakow
Umschlaggestaltung:
WEISS / ZEMBSCH / PARTNER
WERKSTATT / MÜNCHEN
unter Verwendung eines Motivs von Ulrike M. Bürger
Fotos: Annett Melzer
Illustrationen: Ulrike M. Bürger
Produktion: Robert Gigler
Satz: EDV-Fotosatz Huber / Verlagsservice G. Pfeifer, Germering
Druck und Bindung: Druckerei Uhl, Radolfzell
Printed in Germany

ISBN-10: 3-7205-2808-1
ISBN-13: 978-3-7205-2808-5

Inhalt

Vorwort 9

Was ist die Fruchtbarkeitsmassage? 11

Hilfe zur Selbsthilfe 13
   Naturheilkunde für Frauen 15
Die Entwicklung der Fruchtbarkeitsmassage 17
   Eine Erfolgsgeschichte 18
   Dr. Gowri Motha – die »Mutter« der
   Fruchtbarkeitsmassage 20
   Die verschiedenen Formen der Massage 21
   Laien heilen besser 23
Der ganzheitliche Ansatz der Fruchtbarkeitsmassage ... 26
   Die Massage der Reflexzonen 28
   Visualisierungen unterstützen die Heilung 31
Die Macht der Gefühle 32
   Die Transformation der Gefühle 36
   Ein Beispiel: der innere Boxkampf 37
Die Fruchtbarkeitsmassage in der
Kinderwunschtherapie 40

Die Wirkungen der Fruchtbarkeitsmassage 45

Balsam für Körper und Seele 47
   Entspannung für den Bauch 47
   Entgiftung 48
   Stabilisierung der Gesundheit 50
   Tonisierung der Geburts- und Fortpflanzungsorgane ... 50

Regulierung der Hormone 52
Revitalisierung nach Geburt und Fehlgeburt 53
Warum die Massage unbedenklich ist 54

Reaktionen auf die Fruchtbarkeitsmassage 55
Ich fühle mich entspannt 56
Ich spüre innere Wärme 57
Mein Körper reinigt sich 58
Mein Bauch stellt sich um 59
Ich erkenne die Bedürfnisse meines Körpers 61
Die Hormone »tanzen« 62

Ein neues Körpergefühl 65

Langfristige Wirkungen auf einen Blick 68

Anleitungen zur Fruchtbarkeitsmassage 73

Die Vorbereitungen 75
Olivenöl – ideal zum Massieren 75
Ein bequemer Massageplatz 76

Das Einstimmen auf die Massage 77
Die körperliche Einstimmung 77
Die sinnliche Einstimmung 77
In der Intimsphäre bleiben 78
Körperkontakt halten 79
Vertrauen ist alles 80

Kleine Massage-Regeln 81
Wann sollte nicht massiert werden? 81
Wann und wie oft darf massiert werden? 81
Wer kann massieren? 82
Wie läuft die Massage ab? 82
Zusätzliche Tipps 83

Die Grundlagen der Massage 84
    Die Kraft Ihrer Vorstellung 84
    Zeichen der Entspannung 85

Die Grundbehandlung:
Ausgleichen der Körpertemperatur 87
    Methoden des Kühlens 88
    Methoden des Erwärmens 90
    Exkurs: die Heilkraft des Wärmens und Kühlens 91

1. Teil: die Entgiftungsmassage 92
    Etappe 1: das »goldene Dreieck« stimulieren 94
    Etappe 2: Stoffwechselschlacken lösen und verschieben 95
    Etappe 3: Stoffwechselschlacken abtransportieren 97
    Ergänzungsgriff: »Melken« der Stoffwechselschlacken 98
    Ausstreichen der Muskeln an der Halswirbelsäule 99

2. Teil: die Bauchmassage 100
    Die Diagonale 101
    Die Gerade 102

Zusatzgriffe für Fortgeschrittene 103
    Die Anregung der Nieren 104
    Die Anregung der Leber 107
    Die Tonisierung der Gebärmutter 108
    Die Tonisierung der Eileiter 114

Die Fruchtbarkeitsmassage auf einen Blick 116

Fruchtbarkeitsmassage für den Mann 122

Literatur 124

Register 125

Die Autorin 127

Vorwort

Heilmethoden, die wir selbst anwenden können, sind ganz besondere Schätze in unserer persönlichen Hausapotheke. Die Fruchtbarkeitsmassage ist ein solcher Schatz. Mit diesem Buch möchte ich Ihnen die Welt dieser Heilmassage eröffnen. Ihre Wirkungen sind vielfältig und erstaunlich, und sie ist spielend leicht zu erlernen. Sie müssen sich weder auf eine neue Lebensweise einstellen, noch werden Sie einen erhobenen Zeigefinger von mir antreffen, der Sie an Ihre persönlichen Schwächen erinnert oder auf die eine oder andere Ernährungssünde aufmerksam macht. Es ist auch nicht erforderlich, dass Sie zur Vorbereitung auf die Massage täglich Entspannungsübungen absolvieren.

Dieses Buch ist kein Heimlehrgang in vielen Etappen, und ich bin kein Gesundheitsapostel. Im Gegenteil – das Verstehen der Fruchtbarkeitsmassage ist ein gefühlvoller und erfrischender Abschnitt, während ihr Erlernen sehr einfach und anschaulich ist.

Dieser Ratgeber ist so aufgebaut, dass Sie mit dem Massieren sofort anfangen können, wenn Sie möchten. Nehmen Sie sich einige Minuten Zeit, um die jeweiligen Massageabschnitte zu verstehen – dann können Sie gleich selbst damit beginnen. Die Fruchtbarkeitsmassage ist eine Laienmassage. Sie benötigen deshalb keinerlei medizinische Fachkenntnisse. Wer gern mehr über die Hintergründe der Massage wissen möchte, der liest dieses Buch vom Anfang bis zum Ende. Sollten Sie jedoch zu den eher ungeduldigeren Menschen gehören, können Sie auch direkt bis zur konkreten Beschreibung der Massage vorblättern. Sie können dann sofort loslegen!

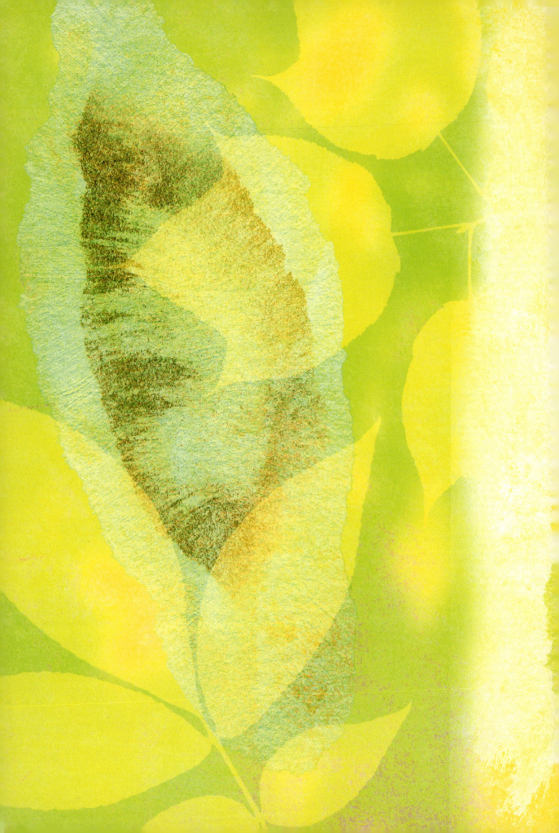

Was ist die Fruchtbarkeitsmassage?

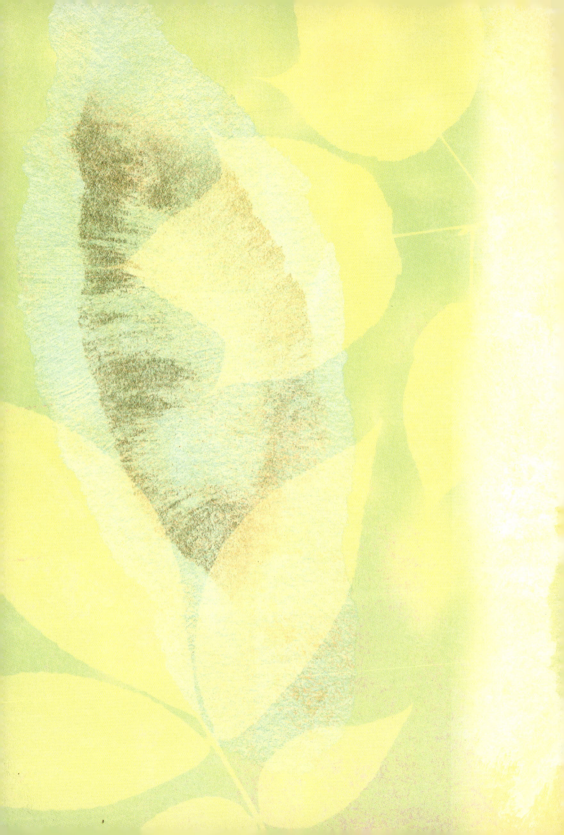

Hilfe zur Selbsthilfe

Kennen Sie die Situation? Eine Freundin klagt Ihnen ihr Leid, weil Menstruationsschmerzen ihr zu schaffen machen, weil die Hormone durcheinander geraten zu sein scheinen oder ihre Regelblutung unregelmäßig einsetzt?

Haben Sie schon erlebt, wie Ihre Arbeitskollegin sich missgelaunt und vom eigenen Körper gestresst über den Tag schleppt, weil ihre Regel bevorsteht oder gerade eingesetzt hat? Oder aber, weil die Periode eben nicht einsetzt oder der Eisprung im ganzen Bauchraum Schmerzen verursacht?

Unabhängig davon, ob diese Frau, die uns ihre Monatsbeschwerden erzählt, nun eine sehr gute Freundin oder nur eine flüchtige Bekannte ist: Was diese Thematik angeht, begeben wir uns rasch in eine Einvernehmlichkeit, eine Art stilles Verständnis und Mitgefühl. Diese Dinge gehen uns an, sie schaffen Betroffenheit und Solidarität.

Hand aufs Herz: Wie geht es Ihnen selbst? Gehören Sie auch zu den Frauen, die nachzählen, an welchem Tag des Zyklus sie sich befinden – vielleicht weil sie gerade beim Kofferpacken sind und nicht von einer einsetzenden Monatsblutung im Flugzeug überrascht werden möchten? Vielleicht droht eine wichtige berufliche Präsentation ausgerechnet auf den ersten Tag der Regel zu fallen. Vielleicht wünschen wir uns ein Baby oder möchten zurzeit auf keinen Fall schwanger werden.

Wir sind versucht, das eine oder andere Zwicken und Kneifen im Bauch zyklusrhythmisch zu deuten. Wir ertragen all die großen und kleinen Zeichen, die dieser Zyklus uns signalisiert, als

Das Bedürfnis, einander zu helfen, ist tief in uns Frauen verankert.

unabwendbare Überraschungen, die aus einer mysteriösen Wundertüte zu stammen scheinen.

In dieser Angelegenheit sind wir nicht mehr die »Macherinnen« wie sonst in unserem Leben, sondern leidende Dulderinnen. Häufig ziehen wir uns nach einem endlos langen und von Bauchschmerzen begleiteten Arbeitstag erschöpft ins Bett zurück, wobei uns ein Satz aus unserer Jugend einfällt: »Eine Menstruation ist keine Krankheit.« Da existieren Bilder von dem Monatsleid märtyrerhaft ergebener Großmütter und Tanten und ein Bild der Erbsünde – einer Schuld, die jede Frau der Welt mit abzutragen hat, nur weil einst Eva im Garten Eden in diesen verlockenden Apfel gebissen hat.

So schlagen zwei Herzen in unserer Brust – das einer Frau, die tapfer den traditionellen Vorbildern entspricht, während die andere dieser Hilflosigkeit entfliehen möchte, auch wenn diese Flucht zunächst nur im Griff zur Schmerztablette besteht.

Frauen bevorzugen intuitiv naturheilkundliche, ganzheitliche Heilmethoden.

Daher ist es nicht weiter verwunderlich, wenn seit geraumer Zeit Frauen in Sachen Weiblichkeit und Fruchtbarkeit wieder aktiv werden. Sie eignen sich neues und altes Heilwissen an, um wieder die Kompetenz zu erlangen, sich selbst und anderen zu helfen.

Da gibt es kleine homöopathische Hausapotheken, eine Auswahl an Bach-Blüten, und es wurden Yogaformen entwickelt, die ganz speziell auf den weiblichen Zyklus einwirken, wie beispielsweise das Luna-Yoga. Es gibt umfangreiche Schriften über die Heil- und Wirkungsweise traditioneller Frauenkräuter wie die Alchemilla, den Frauenmantel, die Zaubernuss, die Königskerze oder die Schafgarbe. Auch einige Entspannungstechniken arbeiten gezielt auf die weibliche Stressverarbeitung hin und versuchen, störende seelische Blockaden aufzulösen. Uns Frauen steht also längst ein kunterbunter Werkzeugkasten zur Hilfe und Selbsthilfe zur Verfügung. Die Fruchtbarkeitsmassage ist ein weiteres kostbares und sehr wirkungsvolles Werkzeug. Sie gehört in unsere naturheilkundliche Hausapotheke.

Naturheilkunde für Frauen

Dass viele Menschen sich ausgerechnet in einer Zeit, in der der medizinische Fortschritt boomt und die Pharmaindustrie einen neuen Wirkstoff nach dem anderen entdeckt, wieder auf traditionelle Arzneimittel und Heilmethoden besinnen, deren Wirkung seit Jahrhunderten dokumentiert ist, mag uns nachdenklich stimmen. Es sind hauptsächlich Frauen, die diesen Weg neu beschreiten, allen voran junge Mütter, die bei der medizinischen Versorgung ihrer Kinder kritischer sind als je zuvor. Sie finden sich nicht länger damit ab, einem kleinen Erkältungsinfekt hilflos gegenüberzustehen, und beginnen, sich zu informieren und mit erfahreneren Müttern auszutauschen.

Inzwischen steht der Austausch über Frauenthemen diesem Trend in nichts mehr nach. Der Boom der Frauennaturheilkunde ist nicht damit zu erklären, dass er eine Reaktion auf eine weit angelegte Werbekampagne oder gar von Ärzten ausgelöst worden wäre. Es scheint eher so zu sein, als würden die Frauen Traditionen folgen, die tief in ihnen verankert sind. Sie kehren zu einem Verhalten zurück, wie es unsere Ahninnen pflegten, die das heilkundliche Wissen einst durch Mund-zu-Mund-Propaganda verbreiteten.

Damals wie heute verbreitet sich das heilkundliche Wissen durch Mund-zu-Mund-Propaganda unter den Frauen.

Es gab die Hebammen, die nicht nur für die Gesundheit der Mütter zuständig waren, sondern auch für die Kinderheilkunde. Ihr Dienst am Menschen war immer auch ein lehrender. Sie trugen Sorge dafür, dass die Frau im Haus fortlaufend heilkundliche Kompetenzen entwickelte. Und nicht zuletzt waren es die Mütter und Großmütter, die ihr Heilwissen an ihre Töchter weitergaben. Hatten die Kinder Masern, ging Mama aufs Feld, und Oma versorgte die kranken Kinder, weil sie über die größte Erfahrung in diesen Dingen verfügte. Und wenn Mutter ihr Monatliches plagte, empfahl Oma die bewährte Wärmflasche und Weidenrindentee.

Anlässlich von Geburten kamen viele Frauen – in kleinen Ansiedlungen oft sogar alle Bewohnerinnen – im »Geburtshaus« zusammen, um der Hebamme zur Hand zu gehen und durch positive Gedanken und Wünsche einen guten Ausgang der Geburt zu begünstigen – während der Kindsvater es vorzog, mit seinen Nachbarn in der Dorfschenke zu zechen.

Es ist doch erstaunlich, dass heutzutage und trotz allerbester medizinischer Versorgung Frauen das Sammeln guter Heilrezepturen einfach nicht lassen können. Manchmal kommt es mir so vor, als ob sich meine Geschlechtsgenossinnen, sobald sie unter sich sind, instinktiv genauso verhalten wie unsere Vorfahrinnen und sich noch immer bevorzugt an Frauen wenden, wenn es um naturheilkundliche Ratschläge geht.

Der Vorteil naturheilkundlicher Medizin: Sie kennt keine Grenzen zwischen Körper, Geist und Seele

Diese Erfahrung mache ich seit mehr als 20 Jahren auch in meiner Praxis. Frauen rufen mich an und sagen: »Ich habe Ihre Adresse zufällig in Internet gefunden«, »Eine gute Freundin gab mir diesen Tipp«, oder »Meine Ärztin hat mir ohne viele Worte Ihre Telefonnummer zugesteckt.« Und bis heute beantworte ich täglich viele Fragen zum Thema Naturheilkunde und Frauen.

Inzwischen kann ich sagen, dass mein Wissen um die Frauengesundheit weniger durch einen Vorsatz meinerseits zustande gekommen ist, als vielmehr durch den Wissensdurst und die zahlreichen Anfragen der Frauen, die sich an mich wenden. Und wer weiß, vielleicht bin ich selbst als Frau ja auch inneren und mir verborgenen Instinkten gefolgt?

Ich habe zumindest nichts anderes getan als meine Patientinnen: Ich war ständig auf der Suche nach weiteren guten Heilmethoden. Die wirkungsvollen, die ich fand, behielt ich bei und gab sie weiter. Eine der erstaunlichsten unter ihnen ist die Fruchtbarkeitsmassage, die man auch Frauenmassage oder Weiblichkeitsmassage nennen könnte.

Die Entwicklung der Fruchtbarkeitsmassage

Ich habe früher viele Seminare gegeben und einige Jahre lang Naturheilkunde unterrichtet. Dabei ist immer wieder das Bestreben der Mütter aufgefallen, die kleinen Infekte ihrer Kinder selbst in den Griff bekommen zu wollen. Und auch, wenn ich »Frauensonntage« oder Wochenenden anbot, die sich ganz und gar dem Thema Frauengesundheit widmeten, waren diese schnell ausgebucht. Ähnlich wie bei Männerstammtischen, die ein eigenes Flair umgibt, entsteht eine ganz besondere Atmosphäre, wenn Frauen unter sich sind. Offenheit, Gemeinschaftssinn und Mitgefühl zeichnen solche Begegnungen aus. Vor allem fällt die Offenheit auf, die die Teilnehmerinnen zeigen.

Bei diesen Veranstaltungen kommen zumeist Frauen zusammen, die sich vorher überhaupt nicht gekannt haben und die sich womöglich, sollten sie sich zufällig auf der Straße begegnen, nicht wirklich viel zu sagen hätten – ganz zu schweigen vom Austausch privater und intimer Dinge. In einer solchen Frauenrunde aber scheint es kaum noch Tabus zu geben. Allein die Tatsache, dass die Frauen unter sich sind, öffnet die Anwesenden für Herzensangelegenheiten und Frauenthemen.

Meine Frauenseminare zeichnen sich durch Offenheit, Gemeinschaftssinn und Mitgefühl aus.

Es wird über Menstruationsrhythmen und -beschwerden geredet und dies gern mit der einen oder anderen Anekdote humorvoll ausgeschmückt. Es wird gemeinsam gelacht, es werden Ratschläge bei Frauenproblemen gegeben und Erfahrungen mit bestimmten Heilmitteln und Rezepturen ausgetauscht.

Sobald ich Übungen in die Seminare einbrachte, mit denen die Frauen sich gegenseitig helfen konnten, wurde ich selbst als Leiterin fast überflüssig. Denn einer anderen Frau zu helfen, das scheint ganz selbstverständlich zu sein. Frauen tun dies mit einer solchen Freude, dass ich wiederum mehr und mehr dazu überging, ihnen weitere hilfreiche Werkzeuge an die Hand zu geben – so auch die Fruchtbarkeitsmassage.

Eine Erfolgsgeschichte

Vor zehn Jahren brachte ich die Fruchtbarkeitsmassage aus England mit nach Deutschland, und sie etablierte sich wie von selbst. Das geschah nicht etwa, weil ich mich außerordentlich darum bemüht hätte, sondern weil diese Massage und ihre Anwendung den weiblichen Interessen und Bedürfnissen ganz besonders zu entsprechen scheinen.

Ich demonstrierte die Fruchtbarkeitsmassage während zahlreicher Seminare, und sie gewann einen Platz in den Herzen der Frauen. Sie praktizierten sie selbst und freuten sich, wenn sie einer Geschlechtsgenossin damit helfen konnten.

Die Fruchtbarkeitsmassage bietet eine Vielzahl von Anwendungsmöglichkeiten.

Es ist ein Erfolgserlebnis, wenn man einer Freundin oder Bekannten nicht nur eine verständnisvolle Zuhörerin ist, sondern ihr mit einer Massage auch konkret und wirkungsvoll helfen kann. Sei es ganz spontan bei körperlichen Unbefindlichkeiten wie Kopfschmerzen, Übelkeit und Bauchschmerzen, zur Bekämpfung von kleinen Infekten, zur Bewältigung von Stress oder Konflikten oder zur Stärkung bei körperlichem und geistigem Abgespanntsein. Auch nach einem Heulkrampf oder einem Wutausbruch hilft die Massage, das seelische Gleichgewicht wiederzufinden. Oder man setzt die Fruchtbarkeitsmassage gezielt und wiederholt zur Linderung von Schmerzzuständen, zur Regulierung des Hormonhaushalts, zum Fitmachen des Monatszyklus, zur Unterstützung bei »Frauenleiden« aller Art oder zur Optimierung der Menstruation ein.

Die Massage birgt eine unglaubliche Vielzahl von Anwendungsmöglichkeiten. Ihre Wirkung ist so verblüffend und überzeugend, dass sie im Laufe der Jahre immer wieder von Frau zu Frau weitergegeben wurde. Vielerorts, von Kiel bis Bozen und von Stuttgart bis Istanbul, finden sich Frauen mittlerweile regelmäßig in Gruppen zusammen, um sich gegenseitig zu massieren und Probleme auszutauschen.

Massagegruppen

Für Frauen und Paare, die in ihrer Region Kontakt und Austausch mit Betroffenen suchen, sind aus unserer Arbeit heraus regionale Gruppen entstanden, die sich mehr oder weniger regelmäßig treffen. In diesen Gruppen liegt das Hauptaugenmerk auf der Fruchtbarkeitsmassage – aber auch Gespräche untereinander kommen nicht zu kurz.

Wenn Sie sich für eine Massagegruppe interessieren, besuchen Sie die Internetseite www.kinderwunschweg.de. Dort aktualisieren Heike Wischer und ich fortlaufend den neuesten Stand der aktiven regionalen Massagegruppen. Sie finden dort auch die Adressen einiger von uns empfohlener oder ausgebildeter Therapeuten, die die Massage in ihrer Praxis anbieten.

Die Fruchtbarkeitsmassage ist zu einem Selbstläufer geworden. Natürlich habe ich die Frauen, die sie bei mir kennen gelernt haben, anfangs gebeten, sie an andere Frauen weiterzugeben. Aber ich bin sicher, dass nicht nur mein direkter Appell zur Verbreitung und Etablierung der Massage beigetragen hat. Die Fruchtbarkeitsmassage ist mittlerweile ein fester Bestandteil im Leben vieler Frauen geworden, und selbstverständlich massieren inzwischen auch viele Männer und Partner mit. Es hat sich herausgestellt, dass sie dies besser können, als sie es sich zunächst selbst zugetraut hätten. Wenn die Möglichkeit besteht, dass Paare sich gegenseitig massieren, dann ist das eine sehr glückliche Fügung. Es kommt dabei so viel Romantik mit ins Spiel, dass ich Ihnen das nur ausdrücklich empfehlen kann!

Innerhalb von zehn Jahren hat sich die Massage weiterentwickelt, sodass unterschiedliche Varianten und »Handschriften« der Massage entstanden sind. Ich möchte Ihnen gern erklären, weshalb das so ist.

Dr. Gowri Motha – die »Mutter« der Fruchtbarkeitsmassage

1995 lernte ich in London auf einem Kongress zur »Spirituellen Geburtsvorbereitung« Dr. Gowri Motha kennen – eine faszinierende Erfahrung, die meine weitere Arbeit stark beeinflussen sollte. Auf Sri Lanka geboren, arbeitete Dr. Motha damals als Gynäkologin in ihrer reproduktionsmedizinischen Praxis in London. Sie kombinierte ihr medizinisches Fachwissen mit traditionellen Methoden, um ganzheitlich und tief greifend zu heilen.

Einigen ihrer Patientinnen hatte sie durch zahlreiche künstliche Befruchtungen zu lang ersehnten Schwangerschaften verholfen. Dies ist ein sehr kostenintensives und für die seelische und körperliche Gesundheit belastendes Verfahren mit einer geringen Erfolgsquote.

Die Fruchtbarkeitsmassage basiert auf den Behandlungen des »Creative Healing«.

»Es sind zu viele Frauen«, erzählte sie mir, »die all diese Verfahren durchgehen, die ich am Ende dann aber doch ohne ein Baby aus meiner Praxis gehen sehe. Das ist eine für die Frauen nahezu unerträgliche Situation. Da muss es doch mehr geben, was wir Therapeuten tun können. Ich setze gesunde Embryonen in die Bäuche ihrer Mütter, aber die meisten von ihnen können sich dort nicht einnisten. Woran mag das liegen? Vielleicht brauchen die Bäuche der Frauen zuvor eine Stärkung, damit sie zu einem gesunden und gemütlichen Nest für diese Babys werden.«

Dr. Motha suchte deshalb nach Möglichkeiten, die Erfolgschancen der künstlichen Befruchtung zu erhöhen, wobei sie eine Fülle von Techniken und Methoden ausprobierte. Schließlich traf sie auf Joseph B. Stevenson, der das *Creative Healing* entwickelt hatte. Dies ist eine Heilform, die über die Massage und Behandlung verschiedener Reflexzonen zu erstaunlichen Erfolgen führt. Stevenson kannte auch Reflexzonen für die Fruchtbarkeit und hatte genaue Kenntnisse über deren Behandlung.

Diese Heilform setzte Dr. Motha in ihrer Praxis in England ein. Sie erzählte mir, dass sie ihre Kinderwunschpatientinnen nun, bevor sie eine künstliche Befruchtung begannen, ein Jahr lang mit dieser Massage behandelte. Jede dieser Frauen erhielt über einen Zeitraum von sechs Wochen wöchentlich eine Fruchtbarkeitsmassage, und das zweimal im Jahr. Der Erfolg sprach für sich: In dieser Zeit wurden 60 bis 80 Prozent der Frauen auf natürlichem Wege schwanger.

Das Besondere der Massage

Die Fruchtbarkeitsmassage unterstützt auf der körperlichen Ebene die Empfängnisfähigkeit. Dabei werden der Bauch und die sich dort befindenden Reflexzonen für die Gebärmutter, die Eileiter und Eierstöcke massiert. Eine Tonisierung der Fortpflanzungsorgane und eine Wiederherstellung der Hormonbalance sind die Hauptwirkung.

Die verschiedenen Formen der Massage

Während Dr. Motha die Massage in ihrer Praxis vor allem an ihren Kinderwunschpatientinnen anwandte und sie dort durch Therapeutinnen durchführen ließ, trug ich sie in Deutschland vorwiegend in Frauengruppen und Seminare und vermittelte sie direkt an Frauen und Paare. So kam es, dass die Massage in England Domäne der Therapeuten blieb, während sie in Deutschland ein Instrument zur Selbsthilfe wurde.

So entwickelten sich eine therapeutische Variante und eine Laienvariante. Die therapeutische Variante erweiterte sich um viele einzelne Massagepunkte, und auch die Grifftechniken wurden nach und nach weiterentwickelt und immer variantenrei-

In Deutschland wird die Fruchtbarkeitsmassage weniger von Therapeuten als von Laien ausgeführt – und das mit großem Erfolg!

cher. Die in Deutschland heimische Massage blieb rudimentär und stets so, dass sie nicht nur leicht anwendbar, sondern auch leicht vermittelbar blieb.

Während all der Jahre hielten Gowri Motha und ich Kontakt, beobachteten die weiteren Entwicklungen der Massage und sind uns bis heute darüber einig: Beide Varianten sind sehr wirkungsvoll! Sollten Sie also jemandem begegnen, der womöglich *viel* mehr »Nierenpunkte« kennt als Sie, dann sollte Sie das nicht weiter irritieren. Letztendlich müssen Sie nicht einmal unbedingt einen einzigen kennen – Sie können die Nierenzone auch mit einer halben rohen Zwiebel einreiben und so die Nierenfunktion für vier Stunden um 25 Prozent erhöhen. Es ist nicht so wichtig, *wie* Sie die Nieren anregen. Hauptsache ist, *dass* Sie es tun. Es ist auch

Wer kann die Massage lernen und anwenden?

▶ Die Fruchtbarkeitsmassage kann jeder erlernen, und sie ist auch für jeden gut anwendbar. Sie ist ein naturheilkundliches Werkzeug zur Selbsthilfe und eine Methode, mit deren Hilfe wir eigenverantwortlich unsere Gesundheit erhalten können. Die Erfolge in der Praxis zeigen, dass dies möglich ist.

▶ Für Therapeuten ist die Fruchtbarkeitsmassage eine Erweiterung ihres Behandlungsrepertoires. Aber nicht jedem liegt die therapeutische Variante, und nicht jeder hat Gelegenheit, diese zu erlernen. Da die so genannte Laienmassage der therapeutischen in ihrer Wirkung in nichts nachsteht, wird sie in vielen Praxen bereits angeboten.

▶ Für Hebammen ist die Massage ein hilfreiches Werkzeug in der Rückbildung. Verstärkt fallen auch die Betreuung von Frauen nach Fehlgeburten sowie die Betreuung von Frauen, die einen Kinderwunsch haben, in das Ressort der Hebammen. Hier kann die Massage ebenfalls eine wichtige Funktion erfüllen.

nicht so wichtig, in welche Richtung Sie Ihre kreisenden Bewegungen beim Massieren ausführen. Entscheidend ist die Tatsache, *dass* Sie massieren. Sie können sich selbst völlig vertrauen.

Laien heilen besser

Um Ihnen noch mehr Mut zu machen, möchte ich an dieser Stelle eine amerikanische Studie erwähnen. Für diese Studie wurden je 50 Patienten mit Rückenschmerzen jeweils von liebenden Angehörigen massiert, die überhaupt keine Kenntnisse von anatomischen Zusammenhängen und medizinischen Massagetechniken hatten und die überwiegend sogar nie zuvor massiert hatten. Vermutlich haben viele der Teilnehmer beim Massieren etliches »falsch« gemacht, aber dafür waren sie inspiriert zu helfen und zu heilen.

In einer Vergleichsgruppe wurden 50 Personen mit den gleichen Rückenbeschwerden von Profis massiert. Das Resultat: Die Laiengruppe hatte eine nachweislich höhere Erfolgsquote!

Meine eigenen Erfahrungen decken sich mit diesem Ergebnis. Anfangs habe ich während meiner Seminare meist selbst massiert. Nachdem ich aber immer wieder erlebt habe, dass sich viele Frauen besser fühlen, wenn ihr Partner sie massiert, halte ich mich mittlerweile soweit es geht im Hintergrund. Innerhalb der Partnerschaft fördert das Massieren das Vertrauen untereinander. Und ich bin sicher, dass dies die Heilwirkung der Massage noch weiter unterstützt.

Sie sehen also, dass jeder die Fruchtbarkeitsmassage leicht erlernen und anwenden kann. Und obwohl sie von Dr. Motha unter gynäkologischen Gesichtspunkten entwickelt wurde, hat sich das Spektrum ihrer Einsatzgebiete im Laufe der Jahre immer mehr erweitert. Wann immer wir körperlich oder emotional aus dem Gleichgewicht geraten, kann uns die Fruchtbarkeitsmassage helfen, wieder in Harmonie zu gelangen und unser Wohlbefinden zu steigern.

Wer die Fruchtbarkeitsmassage erlernen möchte, benötigt keinerlei Vorkenntnisse.

Wann die Massage hilft

Egal, wie Sie Ihre Beschwerden empfinden und welche Diagnose Sie erhalten haben (etwa Endometriose, Eierstockentzündung (PCO) oder verschlossene Eileiter) – durch die Massage wird es immer zumindest zu einer Linderung der Symptome und einer Verbesserung des Allgemeinbefindens kommen.

▶ **Allgemeine Bauch- und Menstruationsschmerzen**
Schmerzen können durch Entspannung gelindert werden, denn im Zustand der Entspannung ist der Körper in der Lage, wieder auf seine eigenen Heilmechanismen zurückzugreifen. Meist verschwindet der Schmerz dann von selbst, zumindest aber wird er gelindert.

▶ **Unregelmäßiger Zyklus**
Durch regelmäßige Massagen kann sich ein unregelmäßiger Zyklus mittel- und langfristig wieder einpendeln und zu einem eigenen Rhythmus finden. Nach dem Absetzen der Pille oder anderen Hormongaben kann es sein, dass der Körper seinen eigenen Rhythmus noch nicht wiedergefunden hat.

▶ **Hormonschwankungen**
In der Naturheilkunde schauen wir niemals darauf, wie ein einzelnes Hormon sich verhält, ob wir von dem einen zu viel oder zu wenig haben: Wir achten vielmehr darauf, dass sich möglichst alle Hormone in Harmonie und Balance befinden. Die Wechselwirkung aller Hormone unseres Körpers ist zu komplex, als dass man durch Manipulation nur eines einzigen wirklich und dauerhaft eine gesunde Harmonie herbeiführen könnte. Regelmäßige Massagen des Bauchraums zusammen mit Entgiftungsmassagen, die ein wichtiger Bestandteil der Fruchtbarkeitsmassage sind und die ich Ihnen im weiteren Verlauf des Buches

detailliert erkläre (siehe Seite 92ff.), können regulierend auf den Hormonhaushalt wirken.

➤ Unregelmäßige Blutungen

Auch die Monatsblutung kann Schwankungen unterliegen: Manchmal setzt sie zu früh oder zu spät ein, manchmal zu häufig oder zu selten. Wie bei der Ausbalancierung der Hormone setzen wir hier auf die regulierenden Eigenschaften der Massage und wenden sie über einen längeren Zeitraum an.

➤ Unerfüllter Kinderwunsch

Generell reguliert die Massage unsere Hormone und hilft uns beim Loslassen und Entspannen. Durch das gezielte Arbeiten an der Gebärmutter und die Stimulation der Eileiter helfen wir aber auch unseren Fortpflanzungsorganen, wieder fit zu werden. Sie erhalten eine Tonisierung, also eine Stärkung. Gerade ein »verschnupfter« (verschlossener) Eileiter kann eine Empfängnis erschweren. Hier hilft die Fruchtbarkeitsmassage, das Sekret zu verflüssigen und die Verstopfung allmählich zu lösen. Die englische Gynäkologin Dr. Gowri Motha gibt die Erfolgsquote der Massage bei ihren Kinderwunschpaaren mit 60 bis 80 Prozent an (siehe Seite 21).

➤ Spermiogramm des Partners

Die Spermiogramme der Männer unterliegen ebenfalls starken Schwankungen. Bei der künstlichen Befruchtung scheinen sich die Laborbedingungen äußerst negativ auf die Spermienqualität auszuwirken. Auch verschiedene Infekte beeinflussen die Spermienqualität, ebenso wie beruflicher Stress oder zwischenmenschliche Konflikte. Auch hier kann die Massage helfen; sie sollte allerdings über einen längeren Zeitraum gegeben werden (siehe Seite 122).

Der ganzheitliche Ansatz der Fruchtbarkeitsmassage

Das größte Heilpotenzial der Fruchtbarkeitsmassage liegt also darin, dass sie die Körpergeschehnisse wieder ausbalanciert und harmonisiert. Hier begegnen wir einem Grundsatz der Naturheilkunde, der immer ein ganzheitlicher ist.

Die Fruchtbarkeitsmassage hilft, innere Kraft zu entfalten, Energien anzuregen und zu harmonisieren.

Ich möchte Ihnen dies an einem Beispiel verdeutlichen: Wenn ein Mensch Kopfschmerzen bekommt, dann kann die Ursache eine Anspannung sein, die sich direkt auf die empfindlichen Nervenzellen der Hirnhaut auswirkt. Dadurch kann es zu einer Anreicherung von Stoffwechselschlacken kommen, weil diese nun nicht mehr wie gewohnt abtransportiert werden. Das kennen wir vom Stresskopfschmerz.

Kopfschmerzen können aber auch die Folge einer Ansammlung von Stoffwechselschlacken sein, die eine Anspannung verursacht und sich auf die Nervenzellen der Hirnhaut auswirkt. Das kennen wir vom Katerkopfschmerz.

Oder es gibt zu viele Stoffwechselschlacken, und es kommt ebenfalls zu einer Reaktion der Hirnnerven. Das kennen wir bei Kopfschmerzen, die Infekte ankündigen oder begleiten.

In allen drei möglichen Fällen ist eine Situation eingetreten, in der der Körper gleichsam auf der Stelle tritt, denn einer dieser Vorgänge bedingt den jeweils anderen, und der Schmerz verschlimmert die Anspannung noch weiter – ein Teufelskreis also. Natürlich können wir diesen Kreis durch ein schmerzstillendes Medikament durchbrechen: Durch das Nachlassen des Schmerzes tritt eine Entspannung ein, die Muskulatur gibt nach und kann allmählich die Stoffwechselgifte wieder abtransportieren – der Druck auf die Nervenzellen der Hirnhaut nimmt ab.

Wir können dies aber auch mithilfe der Fruchtbarkeitsmassage erreichen. Die Entgiftungsmassage, ein wesentlicher Bestandteil der Fruchtbarkeitsmassage, regt ummittelbar den Abtransport der angestauten Toxine an, die Entspannung, die während der Massage einsetzt, wirkt relaxierend auf die Kopfmuskulatur und entlastet die gestressten Hirnnerven. Unterstützt wird dieser Prozess noch, wenn wir nach der Massage zwei Gläser Wasser trinken.

Sie sehen hier, dass in der Naturheilkunde die drei wichtigsten Faktoren, die an der Entstehung von Kopfschmerzen beteiligt sind, gleichzeitig unterstützt werden. Das besonders Positive daran ist, dass der Körper den Weg zur Heilung, zur inneren Balance, gleichsam wahrnimmt und sich merkt. Ja, man könnte fast sagen, wir können ihn so darauf trainieren, sich immer rascher vom Kopfschmerz wieder zu erholen, denn die Selbstheilungskräfte des Körpers scheinen eine Art Memory-Effekt zu haben. Hat eine Heilung oder eine Schmerzlinderung erst einmal stattgefunden, dann ist das wie eine neue Spur im Schnee, die der Körper fortan immer wieder auch selbst fährt. Das ist das wesentliche Prinzip der Selbstheilung.

Wenn der Körper trainiert wird, seine Selbstheilungskräfte zu aktivieren, lernt er dies mit einer Art Memory-Effekt.

Es geht hier weniger darum, ob ein Schmerzmittel nun verträglich ist oder nicht, sondern entscheidend ist, dass nach einigen naturheilkundlichen Anwendungen der Körper selbstständig aus einer Dysbalance wieder herausfinden kann. In akuten und spontanen Situationen ist dies von Vorteil, im chronischen Erkrankungsgeschehen ist das Mitwirken und Mitarbeiten des Körpers sogar unerlässlich. Durch die Einnahme von Medikamenten bleibt dieser Lerneffekt aus, dem Körper wird die Arbeit abgenommen. So erklärt es sich auch, warum viele Arzneimittel immer wieder eingenommen werden müssen.

Im ganzheitlichen Ansatz löst ein Heilreiz immer auch eine Selbstheilung aus. Er zeigt dem Körper einen Weg aus der Krise, bis dieser schließlich lernt, die Krise selbst in den Griff zu bekommen. Der Körper benötigt dann immer geringere Heilreize oder Heilmittel in immer längeren Zeitabständen und kommt schließlich ganz ohne sie aus.

Ich bekomme viele Anrufe und E-Mails, in denen Frauen fragen, ob denn die Fruchtbarkeitsmassage auch bei zu hohem Prolaktinwert helfen kann, oder bei Gelbkörpermangel oder irgendeiner anderen diagnostizierten Abweichung von Hormonwerten. Die Antwort kann hier nur »Ja« lauten. Im naturheilkundlichen Ansatz aber wirkt man nicht direkt auf ein bestimmtes Hormon ein, sondern man setzt einen Heilreiz, der sämtliche Hormone allmählich in Balance und in eine Harmonie untereinander bringen soll. Der Körper soll wieder mitarbeiten, denn nur er weiß, welches Verhältnis der weiblichen Hormone für ihn zu einem bestimmten Zeitpunkt das wirklich richtige ist. Bei allem Fortschritt unserer wissenschaftlichen Forschung wissen wir über die filigranen und vielfältigen Hormonprozesse unseres Körpers leider bislang nur herzlich wenig. Da mag es eine kluge Strategie sein, denjenigen, um den es geht, bitte auch mitentscheiden und mitarbeiten zu lassen – unseren Körper.

Durch die Fruchtbarkeitsmassage werden die Hormone langfristig ausbalanciert.

Und genau dies leistet die Fruchtbarkeitsmassage im Hinblick auf die Hormone: Sie regt die Heilkräfte des Körpers an, und dieser balanciert die Hormone dann langfristig aus. Die gleichzeitige manuelle Unterstützung der Entgiftung ermöglicht dabei dem Körper, sich voll und ganz auf seine Heilressourcen zu konzentrieren. Dies gelingt ihm besser, wenn ihm die eigene Stoffwechselbelastung nicht allzu sehr zusetzt.

Die Massage der Reflexzonen

Die Fruchtbarkeitsmassage bedient sich noch weiterer Raffinessen der Naturheilkunde, indem sie in den Reflexzonen arbeitet. Die wohl populärste Form dieser Therapie ist die Fußreflexzonenmassage. Alle Organe des Körpers haben eine ihnen eigene Entsprechung an verschiedenen Stellen unserer Fußsohlen. Massiert man eine dieser Stellen, dann wirkt man direkt auf das ihr zugeordnete Organ ein. Dies kann manchmal wirkungsvoller und intensiver sein, als wenn man versuchen würde, das entsprechende Organ selbst zu manipulieren oder zu stimulieren.

Dasselbe gilt für die Reflexzonen der Ohrmuschel. Diese kann man massieren, oft werden sie auch mit kleinen Nadeln stimuliert, das ist die Ohrakupunktur.

Noch lange vor den Reflexzonen der Füße und Ohren aber kannte man hierzulande die Reflexzonentherapie an sich, und hierbei sind zunächst einmal die Reflexzonen am ganzen Körper gemeint. Tatsächlich gibt es Haut-, Bindegewebs- und Muskulaturareale, die aus denselben Ganglien (Nervenknoten) des Rückenmarks gespeist werden wie einige Organe. Wenn man ein Hautareal reibt und es so zu einer stärkeren Durchblutung anregt, wird das entsprechende Organ, das durch die gleichen Gebiete des Rückenmarks versorgt wird wie dieses Hautareal, ebenfalls stärker durchblutet. Dabei öffnen sich mehr Blutgefäße als sonst, und dies zieht immer eine Heilreaktion nach sich. Dies ist ein Heilprinzip: Wann immer Körpersäfte zirkulieren können, setzt anschließend ein Heilprozess ein.

Massiert man bestimmte Haut-, Bindegewebs- oder Muskelareale, werden die damit korrespondierenden Organe ebenfalls stärker durchblutet.

Das gilt nicht nur für das Blut: Wenn wir beispielsweise eine Blasenentzündung haben, dann versucht der Körper, den Erreger regelrecht herauszuschwemmen, und setzt dabei wesentlich mehr Flüssigkeit um als gewöhnlich. Auch der Darm ist zu einer solchen Reaktion fähig. Mit einer Lymphdrainage beispielsweise setzt man einen vermehrten Lymphfluss in Gang, um zu heilen, ja, sogar die Zirkulation von Gelenkwasser setzt Heilung in Gang und kann vom Schmerz befreien.

Haben Sie schon einmal von den »Ziehfrauen« gehört? So wurden früher Heilerinnen bezeichnet, die sich bestens mit Gelenkbeschwerden auskannten. Dorfbewohner mit Rheumaschmerzen oder Gicht suchten diese Frauen auf und ließen sich von ihnen gezielt an den jeweiligen Gelenken ziehen. Dadurch bewegt sich das Gelenkwasser, und eine Heilung setzt ein. Am Finger mag das noch recht einfach sein, für die größeren Gelenke aber, wie beispielsweise das Knie oder die Hüften, sind diese »Zuggriffe« schon recht kompliziert, sodass man dies als eine eigene Therapieform bezeichnen kann. Diese Therapie hat sich bis heute in ländlichen Gegenden gehalten, weil der Mensch Bewährtes und Gutes beibehält.

Ähnliches gilt für die Massage der Reflexzonen. Sie blieb uns wegen ihrer zuverlässigen Wirkung erhalten. In anderen Ländern und Traditionen kam man offenbar zu ähnlichen Erkenntnissen, wie man am Beispiel der Akupunktur oder Akupressur sehen kann, die sich ja ebenfalls der gezielten Fernwirkung auf Organe bedient. Auch die Moxibustion ist eine solche Therapie: Hier werden Reflexzonen durch brennenden Beifuss erhitzt und »beräuchert«.

Die Fruchtbarkeitsmassage stimuliert die Reflexzonen des Rückens und des Bauches.

Halten wir also fest: Es gibt Reflexzonen, die sich direkt auf dem Oberkörper befinden, zumeist in unmittelbarer Nähe der ihnen zugeordneten Organe. Vielleicht haben Sie ja schon einmal an einem Geburtsvorbereitungskurs teilgenommen oder einen Bericht darüber im Fernsehen angeschaut. Hier wird den schwangeren Frauen über die Reflexzonen der Fortpflanzungsorgane Linderung verschafft – das ist in diesem Fall ein Dreieck, das Sie sich auf dem Kopf stehend direkt über dem Steißbein vorstellen können. Wenn dieses sanft gedrückt wird, kann der Schmerz der Geburtswehen gelindert werden.

Auch die Fruchtbarkeitsmassage bedient sich der Reflexzonen des Rückens, beispielsweise der der Nieren. Sie bezieht aber auch die Stimulation der Reflexzonen des Bauches ein. Wann immer Sie bei einem Husten die »Brust« mit einer Brustsalbe einreiben, arbeiten Sie im Grunde schon in den Reflexzonen der Lunge. Und auch die altbewährte Wärmflasche auf dem Bauch bedient sich letztlich der Wirkung über die Reflexzonen. Wie Sie sehen, ist der reflektorische Aspekt der Fruchtbarkeitsmassage alles andere als ein neuer Ansatz.

Visualisierungen unterstützen die Heilung

Die Wirkung der Fruchtbarkeitsmassage kann man verstärken, indem man mit inneren Bildern arbeitet, was man auch als Visualisierung bezeichnet. Diese Technik ist nicht neu, man findet sie hierzulande ebenso wie in anderen Kulturen.

Meine Lehrerin erklärte mir einmal, was die Heiler in der Lüneburger Heide bei Kopfschmerzen taten: Sie legten ihren Patienten ein rotes Tuch über den Kopf und stellten eine kleine, mit Wasser gefüllte Schale darauf, die es auszubalancieren galt. Der Effekt: Der Patient erfüllt auch in seiner Fantasie diese Aufgabe, hält seinen Kopf absolut gerade und beansprucht in dieser Zeit nicht einen einzigen Haltemuskel des Kopfes. Alle Muskeln entspannen sich, sodass sich die angestauten Stoffwechselgifte lösen können. Die Ursache der Kopfschmerzen wird also durch ein sehr einfaches Prinzip beseitigt: Die Visualisierung besteht darin, die kleine Wasserschale genau in der Balance zu halten. Die Heilwirkung entsteht durch die Entspannung, die durch innere Bilder leichter zu erreichen ist.

Mithilfe innerer Bilder fällt es vielen leichter, sich zu entspannen.

Sie können das an sich selbst ausprobieren: Schließen Sie die Augen, und versuchen Sie gezielt, die Halsmuskulatur, die den Kopf hält, zu entspannen. Entscheiden Sie selbst: Wann gelingt Ihnen die Entspannung besser? Wenn Sie sich auf die Entspannung der betreffenden Muskeln selbst konzentrieren oder wenn Sie sich überdies eine kleine Wasserschale vorstellen, die Sie auf Ihrem Kopf balancieren möchten? Tatsächlich gelingt es den meisten Menschen besser, wenn sie eine Visualisierung zu Hilfe nehmen. So bietet die Fruchtbarkeitsmassage immer wieder auch die Möglichkeit, durch Visualisierung die Heilwirkung zu verstärken. Im dritten Teil dieses Buches (ab Seite 73) finden Sie Anregungen für diese inneren Bilder, die jeden Massagegriff begleiten.

Sollte Ihnen das Visualisieren nicht auf Anhieb gelingen, dann beginnen Sie doch einfach mit einem inneren Bild, das Sie in Ihrer Fantasie schon ganz gut aufbauen können. Das Entwickeln und Denken in inneren Bildern stärkt die Konzentrationskraft und die Intelligenz so sehr, dass heute schon an vielen Grundschulen gezielt mit den Schülern dahingehend geübt wird. Aber natürlich heilt und hilft die Massage auch ohne die Visualisierung. Sie sind also frei, auch hier selbst zu entscheiden, welche Form Sie bevorzugen.

Die Macht der Gefühle

Immer wieder erlebe ich in meiner Praxis, dass Patientinnen mit bereits getroffenen Diagnosen zu mir kommen. Das reicht von Hormonwerten, die schlichtweg aus dem Rahmen zu fallen scheinen, über Einschlaf- oder Durchschlafprobleme, Verdauungsschwierigkeiten, körperliche und seelische Verspannungen bis hin zu regelrechten Erschöpfungszuständen. Und die erste Idee, was nun helfen könnte, ist nach landläufiger Denkweise oft, dass ein Arzneimittel diese Dysbalance beheben möge – nur, dass die Patientinnen von mir als Heilpraktikerin eben eine möglichst natürliche Arznei erwarten.

Negative Gefühle wie Angst, Wut oder Trauer beeinträchtigen auch unser körperliches Wohlbefinden.

Sie ahnen es sicherlich: Der ganzheitliche Ansatz ist hier jedoch ein ganz anderer. In der Naturheilkunde wissen wir, dass jede seelische Veränderung sich unverzüglich und unausweichlich auch im Körper zeigt.

Wir alle wissen beispielsweise, dass Gefühle wie Angst und Trauer alle Muskeln zusammenziehen können. Der Patient vermittelt dann den Eindruck, als hätte er den Kopf eingezogen. Er ist unbeweglich und antriebslos, und seine Gefühle werden wir in seinen Gesichtszügen ablesen können.

Wussten Sie übrigens, dass Trauer tatsächlich eine gesundheitliche Krise von etwa einem Jahr nach sich zieht? Die Schilddrüse arbeitet in dieser Zeit weniger und die weißen Blutkörperchen reduzieren sich – manchmal auf nur noch 40 Prozent ihres Normalwertes! Und in den Zustand von Trauer gelangen wir nicht nur, wenn jemand, den wir sehr lieben, stirbt. Oft sind Menschen auch nach Scheidungen oder Trennungen in Trauer. Trauer kann sich ebenso bei Mobbingopfern zeigen. Und für Schulkinder kann es schlimm sein, wenn die allerbeste Freundin wegzieht, wenn sie sich vom Lehrer ungerecht bewertet fühlen, wenn sie zu ehrgeizig sind, um ihre Ziele zu erreichen, oder sitzen zu bleiben drohen beziehungsweise dies nur befürchten. Schulmüdigkeit nennt man das, und die betreffenden Kinder zeigen alle Symptome der Trauer!

Wir wissen, dass wir vor Zorn im Gesicht rot anlaufen, und wir kennen das Sprichwort, dass jemandem eine Laus über die Leber gelaufen ist. Nach Kränkungen sagen wir, dass uns etwas an die Nieren geht. Menschen haben zu viel um die Ohren, sie haben die Nase voll oder können manche Dinge nicht verdauen. Meine Großmutter sagte immer, in ihrem verspannten Nacken säßen ihre unausgeteilten Ohrfeigen.

Und tatsächlich erlebe ich in meiner Praxis viele Menschen, deren unterdrückte Wut die Muskulatur ganz schmerzlich anspannt und die nach einer Massage nicht nur entspannt sind, sondern sich auch insgesamt wieder friedlicher fühlen.

Diese körperlichen Reaktionen auf psychische Umstände geschehen nicht nur oberflächlich, sondern unter Einbeziehung aller körperlichen Systeme, also auch der Hormone und Botenstoffe. So erklärt sich, dass eben nicht nur die Muskulatur auf eine Massage reagiert, sondern das gesamte Körpersystem mit seinen chemischen Strukturen und Zusammenhängen.

Deshalb können nicht nur psychische Umstände ins Körpergeschehen eingreifen oder es regieren – Eingriffe ins Körpersystem, wie sie bei Massagen geschehen, wirken umgekehrt immer auch in das seelische Geschehen und Verarbeiten ein.

Über die Berührung hinaus hat die Massage eine Tiefenwirkung auf unsere Psyche und den gesamten Organismus.

Festhalten und Loslassen

Damit Sie besser verstehen, wie Gefühle unseren Körper beeinflussen, möchte ich Ihnen eine Geschichte erzählen:

Eine Freundin berichtete mir, dass ihr siebenjähriger Sohn seit nunmehr einer Woche keinen Stuhlgang mehr gehabt hätte. Täglich saß er auf dem Klo und bemühte sich darum, aber es funktionierte nicht. Das Kind war vollkommen verstopft. Der Darm reagiert sehr direkt auf unsere Gefühle, und oft können wir manche Dinge im wahrsten Sinne des Wortes nicht »verdauen«. Verstopfung ist daher immer auch ein Hinweis darauf, dass jemand Dinge festhält und sie nicht loslassen kann. Ich riet deshalb meiner Freundin herauszufinden, was ihr Sohn denn so sehr festhalten wolle.

Die Antwort ließ nicht lange auf sich warten. Der kleine Mann war mit seinem älteren Bruder und dessen bestem Freund unterwegs gewesen, und die drei hatten richtigen Bockmist verzapft. Die älteren Jungen hatten den kleinen Freund und Bruder dringlichst gebeten, *niemandem* davon etwas zu verraten. Das ist unter »großen« Jungen natürlich Ehrensache, und der kleine Bruder behielt sein Geheimnis tapfer für sich – mit der unmittelbaren Folge, dass er nicht nur dieses Geheimnis, sondern auch sich selbst fortan festhalten musste, bis niemand der Verstopfung mehr Herr zu werden schien. Als die Mutter aber in einem einfühlsamen Gespräch dafür sorgte, dass ihr Jüngster sich ihr anvertraute, konnte er das Geheimnis und somit die unmittelbare Bürde loslassen. Am folgenden Tag gelang ihm auch wieder sein tägliches »großes Geschäft«.

Ein Mensch mit Verdauungsproblemen hat also zwei Möglichkeiten: Entweder gelingt es ihm, seine seelischen Blockaden zu lösen und loszulassen, sodass der Körper darauf reagieren kann. Oder aber er nimmt Abführmittel, damit der Darm wieder arbeiten und in der Folge auch unser Unterbewusstsein mitreagieren kann. So lösen Abführmittel auch seelische Prozesse aus – das ist immer so, nur dass wir bisher noch nicht die entsprechende Brille besaßen, dies auch zu erkennen. Achten Sie einmal in Ihrem Umfeld darauf. Oftmals ist es auch einfach nur die morgendliche Tasse Kaffee, die nicht nur für eine gute Verdauung sorgt, sondern die Sie mit Menschen trinken, die Sie lieben und dabei unterstützen können, die Sorgen vom Vortag endlich loszulassen, sodass Sie sich erst anschließend so richtig einsatzfähig fühlen.

Die Fruchtbarkeitsmassage bedient sich zweier großer Heilprinzipien: der Entspannung und der Entgiftung. Das wirkt ganz wunderbar und direkt auf den Körper. Die körperliche Entspannung wird aber immer auch eine seelische Entspannung zur Folge haben. In den meisten Fällen werden Sie das auch erkennen und erleben können.

Der körperlichen Entspannung, die eine Massage bewirkt, folgt immer auch eine seelische Entspannung.

Verlassen Sie sich also darauf, dass Sie nach der Massage des Bauches beginnen werden, diejenigen Dinge auch seelisch zu verarbeiten, die Ihnen zuvor möglicherweise lange Bauchschmerzen bereitet haben. Machen Sie die Erfahrung, dass Sie nach der Anregung der Leber in der darauf folgenden Zeit vielleicht einem Arbeitskollegen, der Sie schon lange nervt, endlich einmal Paroli bieten. Und staunen Sie darüber, dass das Massieren nur einiger Halsmuskeln bewirken kann, dass Sie sich wesentlich gelassener und weicher fühlen – so mitfühlend und weich, dass Sie sich beispielsweise beim Anschauen eines rührenden Films eine heimliche Träne nicht verkneifen können.

Jede körperliche Entspannung, die Sie durch eine Massage erreichen, wird, ganz egal *wo* diese stattfindet, immer auch eine kleine emotionale Veränderung in der Folge zeigen. Beobachten Sie sich dabei, und staunen Sie darüber.

Die Transformation der Gefühle

Wir Menschen können unendlich viele Gefühle empfinden, so viele, dass unser Wortschatz nicht ausreicht, um jedem einen eigenen Namen zu geben. Darüber hinaus sind diese Gefühle so unterschiedlich und individuell, wie Menschen es nun einmal sind. Es gibt aber zwei große Gefühle, die uns allen innewohnen: Das eine ist die Liebe, das andere die Angst. Sämtliche anderen Gefühle sind tatsächlich nichts weiter als Varianten, die durch das Unterdrücken, Wegsperren und Verletzen dieser beiden großen Gefühle entstehen.

Mithilfe innerer Bilder können wir eine Heilung unserer verletzten Gefühle in Gang setzen.

Ich möchte Ihnen dies an dem Gefühl »Hass« veranschaulichen, einem solchen Hass, der an Mordlust grenzt. Hass ist ein Gefühl, das kein Mensch an sich mag, ein Gefühl, dessen man sich schämt, weil es sich gegen unsere moralischen Anschauungen richtet, und das ein gesunder Mensch daher tapfer zu unterdrücken versucht. Das ist ein edler Ansatz und ein heroischer Versuch, der auf Dauer jedoch nicht gelingen wird. Solange ein solches verletztes Gefühl nicht zum Ausdruck kommen kann, wohnt es in uns und wird zu einer Anspannung führen, die uns schadet.

Was können wir also tun, um nicht selbst Schaden zu nehmen an einem unerwünschten und daher von uns unterdrückten Gefühl, ohne dass aber jemand anderes dabei zu Schaden kommt?

Die Antwort ist ganz einfach: Wir bringen dieses unterdrückte Gefühl – was auch immer es sein mag – mithilfe unserer Fantasie zum Ausdruck, durch das Arbeiten mit Visualisierung und inneren Bildern. Dadurch schaden wir niemandem. In unserer inneren Welt ist alles erlaubt, in ihr dürfen wir auch einmal unanständig sein, vor allem dann, wenn wir damit eine Heilung unserer verletzten Gefühle in Gang setzen können.

Ein Beispiel: der innere Boxkampf

Am Beispiel einer jungen Klavierschülerin möchte ich dies gern erklären: Eine Freundin von mir ist Pianistin und erteilt Klavierunterricht. Eines Tages bemerkte sie, dass eine ihrer Schülerinnen offenbar nicht ganz bei der Sache war, denn diese hämmerte auf der Tastatur herum, anstatt sensibel darauf zu musizieren. Die Lehrerin erkannte schnell, dass es sinnlos war, die Schülerin zur Sanftmut zu bewegen, denn sie schien ganz offensichtlich wütend zu sein. Sie bat sie stattdessen, sich auf die Couch zu legen, die Augen zu schließen, einmal tief durchzuatmen und zu erzählen, was mit ihr los sei.

»Ich bin wütend«, sagte das Mädchen, »ich bin so wütend auf meinen Vater, dass ich ihn umbringen könnte.« Offenbar hatte es unmittelbar vor dem Klavierunterricht einen großen Streit zwischen Vater und Tochter gegeben, und die Gefühle des Mädchens waren noch immer so verletzt, dass es weinte.

»Na gut«, sagte also die Lehrerin, »dann schließ mal die Augen, und stell dir einen großen, beleuchteten Boxring vor. Stell dir vor, dein Vater steht in diesem Ring, du und dein Vater spielen eine Rolle in einem Fernsehfilm, und nun sollst du ihn umbringen.«

Die Schülerin folgte den Anweisungen und brachte in diesem inneren Film ihren Vater um. Danach atmete sie nochmals tief durch und öffnete die Augen wieder. »Wie geht es dir damit jetzt?«, fragte die Klavierlehrerin. Die Schülerin antwortete: »Es geht mir besser, aber ich schäme mich auch dafür, dass ich ihn getötet habe, denn so etwas darf man nun einmal nicht tun.«

»Das verstehe ich sehr gut«, sagte die Klavierlehrerin, »dann will ich dir nun zeigen, was weiter geschieht. Und damit du verstehst, schließe deine Augen wieder, stell dir wieder deinen Vater in diesem Boxring vor, schau ihn dir gut an, und fühle, was du in einer nächsten, neuen Filmrolle gerne mit ihm tun möchtest.« Das Mädchen schloss wieder die Augen, stellte sich erneut den Vater vor und fand heraus: »Ich möchte ihn nun nicht mehr umbringen, ich möchte ihn dafür aber mal so richtig verprügeln.« In dieser inneren Filmrolle wurde nun der Vater von seiner Tochter ordentlich verprügelt. Als sie damit fertig war, atmete sie tief durch, öffnete die Augen und sagte: »Jetzt möchte ich gerne herausfinden, was in der nächsten Boxrunde geschieht.« Sie schloss also wieder ihre Augen, stellte sich ihrem Vater gegenüber in den Ring, um ihn kräftig und wütend zu schütteln, was sie auch tat. Nach jeder Filmsequenz, die sie spielen durfte, fand sie von selbst heraus, welche Rolle sie danach spielen wollte.

Nachdem sie ihren Vater geschüttelt hatte, wünschte sie sich, ihn anzubrüllen, danach wollte sie ihn ausschimpfen. Sie schimpfte mit ihm wie ein Rohrspatz, ihr fielen immer mehr Vorwürfe gegen ihren Vater ein, neuere, aber auch viele aus früheren Zeiten. Von der Klavierlehrerin wurde sie angehalten, jeden einzelnen Vorwurf laut auszusprechen. Sie machte ihrem Ärger Luft, bis ihr schließlich kein einziger Vorwurf mehr einfallen wollte und ein langes, erschöpftes Schweigen entstand.

Noch immer gab die Klavierlehrerin nicht nach: »Was möchtest du nun am liebsten mit deinem Vater tun?«, fragte sie. »Ich möchte mich mal lange und in Ruhe mit ihm unterhalten«, sagte die Schülerin. Sie stellte sich den Boxring vor und ihren Vater darin, bevor sie sich korrigierte: »Ach, eigentlich möchte ich viel lieber, dass mein Vater einmal richtig viel Zeit für mich hat.«

»Dann nimm dir von deinem Vater alle Zeit, die du dir wünschst«, forderte die Klavierlehrerin das Mädchen auf, und als dieses nun seinem Vater gegenüberstand, handelte es wiederum anders, als es dachte: Es flog seinem Vater förmlich in die Arme, weinte bitterlich und ließ sich von ihm trösten. »Ich liebe meinen Vater so sehr, dass es manchmal wehtut«, sagte das Mädchen und genoss noch für eine ganze Weile das schöne Gefühl, vom Vater geliebt zu werden und sich dieser Liebe auch bewusst zu sein und sie zu spüren.

Das nennt man die Transformation der Gefühle. Und das zeigt: Fast immer steckt hinter verletzten Gefühlen in Grunde eines der großen Gefühle: in diesem Fall also die Liebe. Kaum ein Mensch, der Hass empfindet, ahnt, dass sich hinter diesem Gefühl im Grunde genommen Liebe befindet, dass Hass im weiteren Sinne auch ein Ausdruck von Liebe ist, in diesem Fall die verletzte Liebe des jungen Mädchens.

Welch ein Glück, dass das Kind durch die innere Vorstellungskraft hinter das Geheimnis seiner Mordlust gelangen konnte. Wir konnten an diesem konkreten Beispiel verfolgen, wie sich ein Gefühl, sobald es erst einmal zum Ausdruck gelangen konnte, sofort umwandelt in ein jeweils nächstbesseres Gefühl.

Die innere Vorstellungskraft ermöglicht uns zu erkennen, dass sich hinter Hass oftmals Liebe verbirgt.

Wir können also eine Transformation unserer Gefühle dadurch erreichen, wenn wir sie in Liebe annehmen, sie uns gestatten (natürlich nur in einem angemessenen Rahmen, hierfür sind innere Bilder ganz wunderbar) und ihnen Ausdruck verleihen.

Immer dann, wenn wir dies tun, kommen wir der Liebe ein Stück näher. Und das nicht nur für uns selbst, sondern immer auch für alle Betroffenen. Das ist, als würde unsere innere Arbeit auch zu ihnen gelangen.

Der Vater aus der kleinen Geschichte öffnete seiner Tochter unmittelbar nach dem Klavierunterricht die Tür und schloss sie einfach in seine Arme. Vermutlich hatte er das schon seit langer Zeit nicht mehr getan. Offenbar reagiert sogar unsere Umgebung auf das Spiel mit den Emotionen tief in unserem Innern. Auch wenn es keine handfesten Erklärungen dafür gibt, verhält es sich in den meisten Fällen so.

Wenn wir das Prinzip der Transformation nun verstanden haben, dann begreifen wir auch, warum unterdrückte Gefühle sich nicht von allein auflösen. Ganz im Gegenteil: Je länger wir sie unterdrücken, desto größer werden sie. So, wie ein Annehmen der Gefühle deren Qualität immer verbessert, sie transformiert, so werden sie umgekehrt durch Unterdrückung immer verschlechtert.

Wenn wir zuvor außerdem verstanden haben, dass jede Emotion sich auch immer im Körper manifestiert, dann dürfte spätestens jetzt deutlich werden, dass während einer Massage auch immer Emotionen gelöst werden. Das gilt natürlich auch für die Fruchtbarkeitsmassage.

Da die Fruchtbarkeitsmassage Emotionen löst, kann sie von Tränen, aber auch von Zorn und Wut begleitet werden.

Löst sich unter der Massage ein Gefühl, welches wir schon seit langer Zeit hegen, oder ist es besonders stark, dann kann es sein, dass dies schon unter der Massage sehr deutlich wird. So erklärt sich so manche Träne, die bisweilen während einer Massage fließen möchte, aber auch andere Gefühle, die hochkommen, wie Wut, Neid oder Zorn.

Sollten sie dies erleben, dann denken Sie an das Beispiel der kleinen Klavierschülerin, und halten Sie dieses Gefühl nicht länger zurück, sondern bringen Sie es – wie das Mädchen in unserem Beispiel – in einer inneren Filmrolle zum Ausdruck.

Die Fruchtbarkeitsmassage in der Kinderwunschtherapie

Je nach Lebenssituation und eigener Verfassung ist es nicht immer sinnvoll, sich gleich auf das höchste Ziel zu fixieren. Vielmehr ist es erfolgversprechender, sich kleine, erreichbare Etappen vorzunehmen. Der erste Schritt sollte sein, die Lebensqualität wiederzugewinnen, die man hatte, bevor man das Vertrauen in seine Empfängnisfähigkeit verloren hat.

Am Beispiel meiner Patientin Sabine wird besonders deutlich, dass es bei der Fruchtbarkeitsmassage keinesfalls nur darum geht, endlich schwanger zu werden, sondern darum, dass Entspannung, Loslassen und ein Neuordnen der Emotionen eine unmittelbare Wirkung auf die körperliche und seelische Gesundheit haben.

Mein Schlüsselerlebnis: Sabine

Als ich Sabine kennen lernte, war sie 33 Jahre alt. Mit 16 Jahren hatte man ihr einen Eierstock entfernt, inzwischen war sie lange verheiratet. Noch nie in ihrem Leben hatte sie verhütet, und noch nie in ihrem Leben war sie schwanger gewesen.

Seit vielen Jahren wünschte sie sich ein Kind und hatte schon vieles ausprobiert. Sie hatte gute Ratschläge befolgt, wie: »Fahrt doch mal in den Urlaub, und denkt einfach nicht mehr ans Kinderkriegen.« Sie hatte verschiedene Hormontherapien hinter sich und war in einer Kinderwunschpraxis in Betreuung. Doch nichts wollte helfen. Mit jedem Jahr schien ihr Wunsch nach einem Baby größer und gleichzeitig doch unerreichbarer zu werden.

Ich glaube, sie war die traurigste Frau, der ich bis dahin begegnet war. Wenn Menschen über eine lange Zeit tieftraurig sind, dann zeichnet die Trauer diesen Menschen, sie prägt die Körperhaltung und die Lebenseinstellung. Es kommt einem vor, als würde sich diese Trauer auf die Menschen in der unmittelbaren Umgebung übertragen. So empfand ich das: Wenn ich Sabine sah, wurde ich selbst sehr traurig, und ich wünschte mir inständig, dass es ihr besser ginge.

Zu Beginn dachte ich noch, dass tatsächlich nur ein Baby dieser Frau helfen könnte. Doch für mich sollte dann der Zeitpunkt kommen, umzudenken und die einstmals angestrebten Ziele in erreichbare und ebenso erstrebenswerte umzuwandeln.

Als sie in die »Freitagsgruppe« kam, in der sich mehrere Frauen regelmäßig zur Fruchtbarkeitsmassage trafen, teilte sie uns eine schlimme Diagnose mit: Beide Eileiter waren verwachsen, nicht durchgängig, und der verbliebene Eierstock war verkümmert und nicht funktionsfähig. Eine natürliche Empfängnis war somit ausgeschlossen, eine künstliche Befruchtung nahezu aussichtslos. Hierfür benötigt man gesunde Eizellen der Frau, und es war fraglich, ob dieser »verkümmerte« Eierstock überhaupt noch welche produzieren konnte. »Vergessen Sie Ihren Kinderwunsch«, hatte man ihr gesagt und sie damit nach Hause geschickt, ausgestattet mit einem Flyer über Adoptionen.

Während sie den Frauen ihre Geschichte erzählte, weinte sie manchmal, manchmal lachte oder schimpfte sie. Und die Frauen teilten ihre Geschichte. Sie fühlten mir ihr und wollten ihr helfen. So bekam Sabine entgegen aller guten Aussichten einmal in der Woche eine Fruchtbarkeitsmassage, denn diese war neben dem Mitgefühl und einer guten Portion »Frauenpower« das einzige Werkzeug, das diese Freitagsrunde als Hilfeleistung zur Verfügung hatte.

Das Ziel war zu diesem Zeitpunkt nicht mehr, eine Schwangerschaft zu ermöglichen, das erschien nach einer solchen Diagnose vollkommen vermessen. Wir wollten Sabine einfach etwas Gutes tun und versuchen, sie psychisch und körperlich wieder aufzurichten.

Die Freitagsrunde und die Massagen wirkten Wunder an Sabine. Woche für Woche »blühte« sie mehr auf. Es war ein Strahlen, das tief aus ihrer Seele kam.

Nie zuvor hatte ich die positive Wirkung der Fruchtbarkeitsmassage auf die emotionale Verfassung eines Menschen so deutlich beobachten können. Sabine ging es immer besser. Sie war der lebendige Beweis für die positiven Auswirkungen der Massage auf die Seele.

Übrigens: Wenige Wochen nach Ende der Freitagsrunde ist Sabine unerwartet und auf ganz natürlichem Wege schwanger geworden. Dieses Kind verlor sie in der Frühschwangerschaft. Bald darauf wurde sie wieder schwanger, gebar einen Sohn und zwei Jahre später einen weiteren.

In der Kinderwunschtherapie setzen wir daher keineswegs nur auf die hormonelle Balance, die nach einigen Massagen eintritt, sondern auch auf den entspannenden Aspekt, der immer auch ein seelisches Loslassen zur Folge hat und der vor allem dabei unterstützt, das emotionale Erleben so zu verändern und zu entwickeln, dass es künftig und dauerhaft nicht mehr ungünstig auf die Hormone einwirken wird. Unterstützt wird dies noch durch die Emotionalkörpertherapie, eine Therapie, die gezielt durch das

Visualisieren ein Loslassen und eine Neuordnung der Gefühlswelt bewirkt.

Wichtig ist es, den Spaß am Leben zurückzugewinnen, zu entdecken, welche Kräfte in einem stecken – und dass man sie selbst wieder aktivieren kann. Diese Ressourcen kann man später auch als Mutter wieder gut gebrauchen.

All diese Vorteile der Massage zusammengenommen sind in jeder Lebenssituation hilfreich. Wir Menschen scheinen das zu ahnen, denn schon nach einem kleinen Stoß reiben wir instinktiv die schmerzende Stelle, Kinder danken es uns, wenn wir – oftmals ohne groß darüber nachzudenken – ihren Rücken ausstreichen, während wir sie trösten, und ich kenne kaum einen Menschen, der eine Massage nicht auch genießen würde. Und ganz besonders bei Krankheit, Erschöpfung und Traurigkeit kann es passieren, dass wir uns förmlich nach einer Massage sehnen.

Wenn Sie also in Zukunft den einen oder anderen Griff der Fruchtbarkeitsmassage als Bestandteil Ihres ganz persönlichen Repertoires helfend zum Einsatz bringen können, dann sind Sie immer auch selbst beschenkt. Das sollte keine Wissenschaft sein, sondern nur die Freude an der Sache.

Die Fruchtbarkeitsmassage ermöglicht das Loslassen und eine Neuordnung der Gefühle.

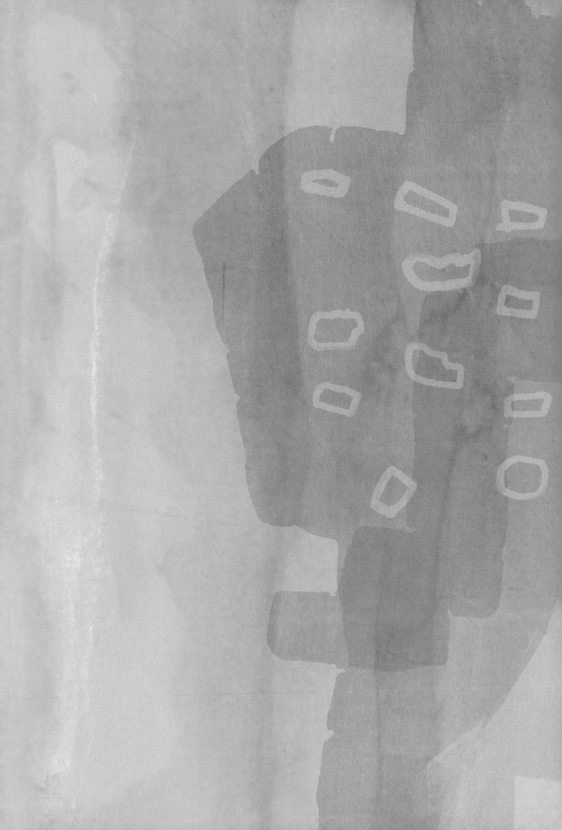

Die Wirkungen der Fruchtbarkeitsmassage

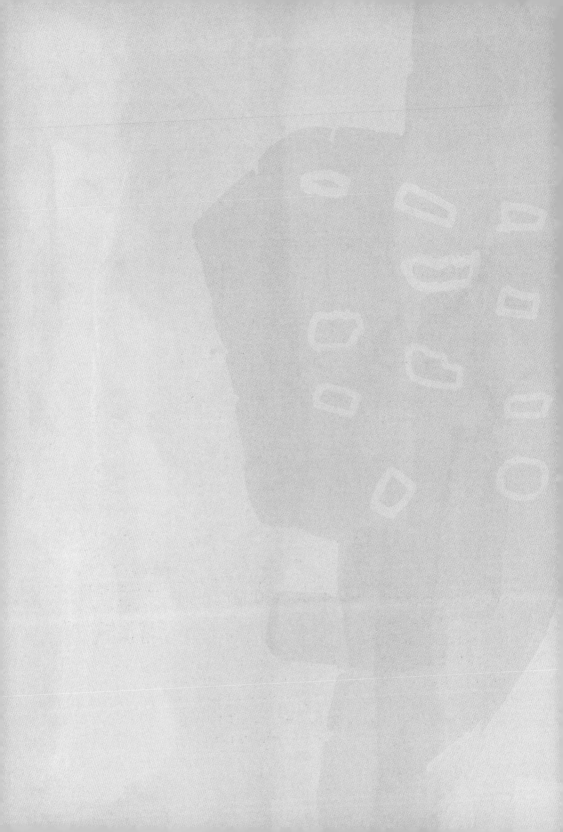

Balsam für Körper und Seele

Wie sehr man sich nach einer Massage gesehnt hat, merkt man oft erst dann, wenn man sie erhält oder wenn man zuschauen darf, wie eine andere Person massiert wird. Wird man Zeuge einer Massageentspannung, regen sich prompt alle emphatischen Antennen, und man wünscht sich selbst eine solche Behandlung. Der Wunsch nach der Entspannung, die eine Massage auslöst, ist weit verbreitet und groß, als würde man instinktiv spüren, wie gut sie tut.

In den verschiedensten Kulturen existieren deshalb Massagetraditionen. Schon immer wurde die Massagetechnik breit gefächert eingesetzt: von der einfachen Entspannung bis hin zur gezielten Therapie. So verhält es sich auch mit der Fruchtbarkeitsmassage.

Entspannung für den Bauch

Ich habe viele Formen gängiger Massagen erleben und kennen lernen dürfen. Eines hatten sie alle gemeinsam: Sie ließen den Bauch aus. Bis heute verstehe ich nicht, weshalb das so ist. Denn vor allem der Bauch hat die Fähigkeit, Gefühle in sich aufzunehmen und festzuhalten.

Bestimmte Bereiche unseres Körpers tendieren dazu, Emotionen gleichsam zu speichern. Alltagsstress legt sich gern in unsere Nackenmuskulatur. Und wir können spüren, wie all der Stress von uns weicht, wenn jemand die Verspannungen aus dem Nacken löst, die der Stress verursacht hat. Tiefere Gefühle aber speichert unser Bauch. Wir haben Angst oder Wut im Bauch, und

Die Fruchtbarkeitsmassage bezieht den Bauch mit ein, die Körperregion, in der wir viele »unverdaute« Gefühle speichern.

manchmal kleine Schmetterlinge, wenn wir uns verliebt haben. Es handelt sich jedoch in erster Linie um Gefühle, die wir nicht »verdauen« können, um Probleme, die uns unlösbar erscheinen, die im Bauch festgehalten werden. Scheuen sich Masseure deshalb davor, den Bauch zu massieren? Weil es leichter scheint, Alltagsstress aus einem Nacken zu arbeiten als eine tiefe Angst aus dem Bauch?

Es verhält sich nun keinesfalls so, dass derjenige, der massiert, dann die Verspannung erzeugenden Emotionen in den Händen hält. Im Gegenteil, er wird Zeuge der *Ent*-Spannung, und das ist immer ein äußerst angenehmes Erlebnis – sowohl für den Massierenden als auch für denjenigen, der massiert wird.

Die Fruchtbarkeitsmassage entspannt wie jede andere Massage auch. Das Besondere an ihr ist, dass sie den Bauch miteinbezieht, eine Region, die sehr empfänglich ist für eine Verwöhnmassage und sich danach zu sehnen scheint, einmal so richtig loslassen zu können.

Entspannung ist heute ein vielschichtiger Begriff geworden. Er vereinigt viele Bedeutungen in sich: Wohlbefinden, Wellness, seelische Balance und Gesunderhaltung. So gibt es heute bereits viele Entspannungstechniken, derer die Menschen sich selbst bedienen, um dem Alltagsstress entgegenzuwirken, aber auch, um Heilprozesse zu begünstigen. Auch die Fruchtbarkeitsmassage entspannt, und zwar in weitaus höherem Maße, als die meisten anderen Massagen und Techniken dies tun. Eine Entspannung bewirkt immer auch ein geistiges und emotionales Loslassen – und das fällt umso leichter, je tiefer die Entspannung ist.

Entgiftung

Die Fruchtbarkeitsmassage setzt nicht allein auf Entspannung. Sie enthält darüber hinaus auch Elemente, die der Entgiftung dienen. So werden der Hals- und Nackenbereich durch ganz gezielte Massagegriffe entgiftet.

Im Nacken sitzen nämlich nicht nur die unausgeteilten Ohrfeigen – diese Gegend bezeichnen wir auch als die »Mülldeponie« der Stoffwechselschlacken. Ist es nicht erstaunlich, dass ausgerechnet dort, wo sich unser Alltagsstress gern niederlässt, sich auch die Alltagsgifte ansammeln?

Die sanfte Massage im Nacken wird beides lösen, die Verspannungen und die Stoffwechselschlacken. Unsere »Mülldeponie« wird geleert, bevor wir dann durch die Anregung von Nieren und Leber weitere Ausscheidungsprozesse in Gang setzen.

Eine Entgiftung wirkt sowohl körperlich als auch emotional entsäuernd.

Stoffwechselschlacken verschieben den pH-Wert des Blutes in den sauren Bereich. Tatsächlich ist ein Mensch auch emotional »sauer«, wenn er zu viele dieser Schlacken ansammelt. Umgekehrt gilt dies natürlich auch: Eine große emotionale Reizbarkeit kann den pH-Wert des Blutes in den sauren Bereich verschieben.

Eine Entgiftung wirkt deshalb immer auch entsäuernd – im körperlichen Sinne wie auch im emotionalen. Dass man sich nach einer Massage entspannt fühlt, erklärt sich so noch einmal präziser. Das gilt generell für Massagen, ist jedoch viel ausgeprägter, wenn man zusätzlich gezielt entgiftend massiert – und wird in seiner Wirkung noch einmal gesteigert, wenn der Masseur sich durch das kreative Massieren, also den gleichzeitigen Einsatz von praktischen Massagegriffen (linke Gehirnhälfte) und fantasievollen inneren Bildern (rechte Gehirnhälfte), ebenfalls entspannt. Die Entspannung hält auch länger an.

Obwohl die Massage sehr sanft und federleicht ausgeführt wird, spürt man manchmal am nächsten Morgen einen Muskelkater an Hals und Nacken. Dieser verschwindet aber bald von selbst. Verkürzen Sie einfach die Zeit der Entgiftungsmassage, und steigern Sie sie dann allmählich wieder.

Sollten Kopfschmerzen auftreten (was nur sehr selten und meist lediglich beim ersten Mal passiert), dann ist dies ein Zeichen dafür, dass sich viele Stoffwechselschlacken in der Blutbahn befinden. Das ähnelt einem Katerkopfschmerz. Trinken Sie dann reichlich Wasser, um die Entgiftung zu beschleunigen.

Stabilisierung der Gesundheit

Unser Immunsystem leidet an Stress und den Folgen einer unzureichenden Ernährung. Wir wissen das, und gleichzeitig können wir es nicht mehr hören. Wie viele Maßnahmen müssten wir ergreifen, um das Immunsystem *nicht* mehr darunter leiden zu lassen?

Ein stressfreier Arbeitstag? Das ist leichter gesagt als getan. Wie soll uns das in unserem Alltag gelingen? Eine ausgewogene Ernährung mit ausgesuchten Nahrungsmitteln, wenn wir täglich über Lebensmittelskandale in der Zeitung lesen? Wie soll ein Mensch, der seinem Immunsystem wirklich zuarbeiten möchte, bei der Fülle von Ernährungstipps den Überblick behalten? Welche sind richtig, welche falsch?

Entspannung und Entgiftung stärken das Immunsystem und kommen der Gesundheit allgemein zugute.

Es mag vielleicht ein kleiner Trost sein, dass die Fruchtbarkeitsmassage durch ihre entspannende und entgiftende Wirkung hier große Dienste leistet. Sie unterstützt das Immunsystem, indem sie unsere meist unvermeidlichen Diätsünden ausbügelt und uns an dem einen oder anderen kränkenden Wort des Chefs nicht länger wirklich festhalten lässt.

Die Stärkung des Immunsystems ist der beste Schutz vor Krankheiten. Wer mag ermessen, inwieweit Entspannung und Entgiftung hier bereits große Dienste leisten? Vermutlich mehr, als wir ahnen.

Tonisierung der Geburts- und Fortpflanzungsorgane

Wenn wir eine gesunde Grundspannung in ein Organ bringen – nichts anderes ist mit dem Begriff Tonisieren gemeint –, steigern wir seine Fitness.

Stellen Sie sich einen Menschen vor, den man landläufig als »schlaff« bezeichnen würde. Vermutlich hätte er eine müde Körperhaltung; er würde die Schultern und den Kopf hängen lassen, und auch seine Reaktionen wären träge. Wir würden von ihm sowohl körperlich als auch geistig keine Höchstleistungen erwarten, und schon gar keine prompten.

Was könnten wir tun, um einen solchen Menschen wieder fit zu bekommen? Vermutlich würden wir ihm ein Sportprogramm verordnen, und vielleicht würden wir ihm raten, sich eine Freundin zuzulegen, die seine Lebensgeister wieder weckt und ihn innerlich aufrichtet. Das wäre eine Tonisierung.

Wenn ich nun von der Tonisierung der Fortpflanzungsorgane spreche, dann meine ich damit ein ähnliches Aufrichten und »Erwecken«, wie es mit einem Menschen auch im Ganzen möglich ist.

Über die allgemeinen Wirkungen der Massage hinaus erhalten die Fortpflanzungsorgane ein gewisses Maß an Fitnesstraining. Sie werden kurzzeitig verstärkt durchblutet, sodass auch hier gezielt entgiftet werden kann und der Körper durch die zwischenzeitliche Öffnung kleiner Kapillargefäße seine vielfältigen kleinen Reparaturarbeiten wieder leistet.

Die Fruchtbarkeitsmassage wirkt wie ein Fitnesstraining auf die Fortpflanzungsorgane. Deshalb spüren viele Frauen anschließend auch einen leichten Muskelkater.

Tatsächlich spüren viele Frauen in den Tagen besonders nach den ersten Massagen einen leichten Muskelkater in der Bauchdecke, aber auch in tiefer gelegenen Bereichen. Es fühlt sich beinahe so an, als hätten wir unseren Unterleib ins Fitnessstudio geschickt. Er bekommt insgesamt wieder einen Tonus und »richtet« sich auf. Die innere Zuwendung, die wir ihm während der Massage schenken, und das positive und entspannte Herangehen an einen Bereich, der von uns nur allzu gern und oft als ungeliebt bezeichnet wird, weil er vielleicht schmerzt oder menstruiert, anstatt endlich schwanger zu werden, weil er zu dick ist oder zu dünn, wirkt sich aus, als hätten wir seine »Lebensgeister« geweckt.

Es ist so einfach, auf diese Art und Weise Freundschaft mit unserem Bauch zu schließen und ihn zu akzeptieren. Das tut häufiger Not und hat eine weitaus größere Wirkung, als man vielleicht zunächst glauben möchte.

Regulierung der Hormone

Hormone sind chemische Botenstoffe, die lebenswichtige Signale an unsere Organe weitergeben. Sie wirken nicht isoliert; vielmehr könnte man sie mit einem Orchester vergleichen, dessen Zusammenspiel auf das Feinste abgestimmt ist. Ich werde mich später noch detaillierter mit der regulierenden Wirkung der Massage auf die Hormone befassen (siehe Seite 62ff.). Hier erst einmal so viel: Die Fruchtbarkeitsmassage kann in den Hormonhaushalt eingreifen, ihn kurzfristig ändern und langfristig ausbalancieren.

Höchstes Ziel ist es, den Körper zu motivieren, seine Hormonwelt selbst auszugleichen. Durch die Entspannung, die erhöhte Durchblutung und örtliche Wärmewirkung während der Massage wird sozusagen die Aufmerksamkeit des körpereigenen Reparatursystems erregt. Fast will es scheinen, als erinnere sich der Körper wieder daran, dass es einiges zu tun gibt, und erledigt seine Aufgaben dann wieder selbstständig.

Viele Frauen empfinden in den Tagen nach der Massage zusätzlich zum Muskelkater im Bauch ein Gefühl, als würde dieser »arbeiten«. Dieses Gefühl ist nicht schmerzhaft, doch es wird als leichtes Zwicken oder durch einen plötzlichen, vorübergehenden Wärmeanstieg wahrgenommen. Viele Frauen bekommen auch wieder warme Hände und Füße. Dies sind Anzeichen dafür, dass eine selbstständige Heilung in Gang gesetzt wurde.

Auch unsere Emotionen wirken direkt auf unsere Hormonwelt. Durch das Entlassen negativer Emotionen während der Massageentspannung verändern wir unsere Gefühlswelt und damit auch die Welt unserer Hormone.

Revitalisierung nach Geburt und Fehlgeburt

In der Rückbildungsgymnastik nach einer Geburt tonisiert man den Beckenboden. Durch die ungeheure Leistung einer Schwangerschaft und die starke Dehnung ist eine vorübergehende Erschlaffung entstanden.

Der weibliche Körper verfügt über eine unglaubliche Kraft, sich nach einer Entbindung selbst wieder zu straffen, zu tonisieren, doch es ist mittlerweile eine gängige Praxis, ihn dabei aktiv durch Rückbildungsgymnastik und Beckenbodentraining zu unterstützen.

Die Fruchtbarkeitsmassage rundet die Wirkung anderer Verfahren ab, und sie erreicht dabei womöglich Tiefen, in die die anderen Trainingsmethoden nicht mehr vordringen können.

Die Rückbildungsgymnastik konzentriert sich größtenteils auf die Bauchmuskulatur und darauf, die Figur wiederherzustellen. Ein Beckenbodentraining kräftigt zwar die innere Muskulatur – insbesondere die der Vagina und der Muskulatur, in der sie eingebunden ist –, es erreicht jedoch weder die oberen Abschnitte der Gebärmutter noch die Eierstöcke und Eileiter, da diese keine Muskeln sind.

Mit der Fruchtbarkeitsmassage beeinflussen wir nicht nur die tiefer liegende und zentralere Muskulatur, sondern auch die Organe selbst. Insbesondere kann die Massage helfen, dass die Gebärmutter wieder ihre richtige und gesunde Lage einnimmt.

Nach Fehlgeburten und Abtreibungen wird leider noch viel zu wenig auf Rückbildung geachtet! Hier sollten zumindest sechs Fruchtbarkeitsmassagen folgen, so wie nach jeder Entbindung. Aus der täglichen Arbeit in unserer Praxis ist die Fruchtbarkeitsmassage nicht mehr wegzudenken – auch bei der Begleitung trauernder Mütter, die eine Fehl- oder Totgeburt hinter sich haben! Denn wo sind eine liebevolle Unterstützung und eine emotionale Heilung notwendiger als nach dem Verlust eines Kindes?

Nach der Geburt ist die Fruchtbarkeitsmassage die ideale Ergänzung zu Rückbildungsgymnastik und Beckenbodentraining.

Das große Plus: die emotionale Ebene

Es gibt Frauen, die in erster Linie die körperliche Wirkung der Fruchtbarkeitsmassage schätzen. Für sie ist es richtig, diese Technik als etwas rein Mechanisches anzunehmen, was auch grundsätzlich in Ordnung ist.

Aber die Fruchtbarkeitsmassage ist mehr. Durch das Aktivieren innerer Bilder, die sich während der Massage manchmal ganz von selbst einzustellen scheinen, eröffnet sie immer auch die Möglichkeit, in uns gespeicherte Emotionen aufzufinden, damit wir sie dann entlassen oder auflösen können.

So gibt es Frauen, denen liegt die mit der Massage einhergehende Möglichkeit der emotionalen Arbeit mehr. Es ist meist auch so, dass man im Laufe der Zeit einen größeren Zugang zu dieser emotionalen Ebene findet. Viele sind von dieser Möglichkeit fasziniert. Für sie kann bald die eigene emotionale Entwicklung ebenso im Vordergrund stehen wie die körperliche. Das ist spannend und lässt mit ein wenig Selbstbeobachtung sehr bald einen erstaunlichen emotionalen Prozess auch im Alltag erkennen.

Warum die Massage unbedenklich ist

Wann immer Menschen sich ihre Kompetenzen in der häuslichen Naturheilkunde allmählich zurückerobern, erlebe ich, dass sie dies von sich aus mit einer gesunden Portion Respekt tun. Deshalb ist die Frage, ob die Fruchtbarkeitsmassage auch Gefahren in sich birgt, sehr verantwortungsvoll, aber ich kann sie beruhigen: Sie ist absolut unbedenklich!

Es ist unwahrscheinlich, dass jemand einem Menschen, den er liebt und gern hat, der sich aber gerade wegen eines akuten Blinddarms plagt und womöglich vor Schmerzen krümmt, eine Fruchtbarkeitsmassage verabreicht. Oder unter der Massage einen großen Furunkel gefühllos mitbearbeitet. Ich habe so etwas in meiner Praxis noch nie erlebt, und ich kann mir nicht vorstellen, dass Derartiges passiert. Hier würden wir tatsächlich in Bereiche kommen, die gefährlich wären.

Ich halte es daher ganz anders: Während meiner Seminare, in denen ich die Massage lehre, bitte ich alle Teilnehmer, das Augenmerk auf das Wohlbefinden zu richten. Sobald etwas unangenehm wird, sollte sie oder er einfach aufhören, die entsprechenden Massagegriffe unterlassen oder einfach *noch* sanfter massieren. Wenn Schmerzen auftreten, ist eine Grenze erreicht, die sehr leicht zu wahren ist. Im Gegenteil: Es entspräche keiner üblichen Reaktion, diese *nicht* zu wahren.

Das ist ein wenig so, als würde ich Ihnen sagen: Bleiben Sie bitte nicht zu lange in der Sauna. Es ist überflüssig, denn kaum ein Mensch hält es länger in der Sauna aus, als ihm gut tut. Unser Körper zeigt uns ohne Umschweife, wann wir genug haben. Bei der Massage verhält es sich ebenso.

Das Wohlbefinden steht an oberster Stelle: Ein Massagegriff sollte nie als unangenehm empfunden werden.

Reaktionen auf die Fruchtbarkeitsmassage

Die Fruchtbarkeitsmassage wirkt auch dann, wenn wir anfangs vielleicht mit den Griffen und der Technik noch nicht ganz vertraut sind. Wie die Wirkung der Massage wahrgenommen wird, ist so individuell wie die Person, die sie erhält – sowohl in körperlicher als auch in emotionaler Hinsicht. Man kann also nichts »falsch« empfinden. Alles, was wir empfinden, ist richtig.

Viele nehmen körperliche Veränderungen schon während der Massage wahr. Auch die Emotionen verändern sich, und unsere Wahrnehmungsfähigkeit steigert sich.

Im Folgenden finden Sie die wichtigsten Wirkungen und Empfindungen. Es sind persönliche Aussagen von Frauen – ein kunterbunter Querschnitt also, der Ihnen helfen soll, sich ein Bild von den Möglichkeiten der Massage zu verschaffen. Nicht, dass

Die Empfindungen während der Massage sind so individuell wie der Mensch, der sie erhält.

vielleicht der Eindruck entsteht, die Wirkung sei zu dürftig, nur weil man selbst nach der Massage nicht eine so lange Liste an Veränderungen zu bieten hätte. Kaum eine Frau wird alle Wirkungen an sich spüren. Sehen Sie diese Selbstaussagen nur als einen kleinen Leitfaden an, und finden Sie später Ihre ganz persönlichen Reaktionen auf die Massage heraus.

Ich fühle mich entspannt

Jede Massage wirkt entspannend. Die Fruchtbarkeitsmassage entspannt jedoch in einem ganz besonderen Maße, da immer auf sehr sanfte und beruhigende Weise massiert wird. Das so genannte Klatschen oder tiefe Arbeiten in schmerzenden Stellen, das der landläufigen Auffassung über Massagen entspricht und das wir vielleicht aus eigener Erfahrung kennen, kommt bei der Fruchtbarkeitsmassage nicht zur Anwendung. Im Gegenteil: Dort, wo es unangenehm wird, hören wir sofort auf, und dort, wo sich der massierte Partner verkrampft, da beruhigt und entspannt sich der Masseur selbst zunächst noch mehr, um die eigene Ruhe dann auch mit der Massage übertragen zu können.

Besonders während der Massage des Bauches spürt man, wie sich nach und nach zuerst die zentralen Körperregionen entspannen und dann auch die äußeren Regionen. Nach dieser Loslösung setzt eine tiefere Atmung ein, und die Aufmerksamkeit der massierten Person ist voll und ganz auf den Körpermittelpunkt gerichtet.

》Irgendwann während der Massage des Bauches atmete ich so tief wie schon lange nicht mehr.《

》Schon während der Massage bekam ich auf eine ungewohnte Art direkten Kontakt zu meinem Bauch und seinen Bedürfnissen, wie ich es vorher nie gekannt habe.《

Nicht immer, aber manchmal treffen wir auf Gefühle, die scheinbar in unserem Bauch ihren Sitz haben, von denen wir bislang aber nicht die geringste Ahnung hatten, dass sie überhaupt in uns stecken. Wenn wir jetzt nicht gleich wieder alles herunterschlucken und in uns »hineinfressen«, können wir diesen Gefühlen endlich einmal Raum geben. Dabei kann es passieren, dass sie sich einen Weg von innen an die Oberfläche bahnen. Das empfinden viele Frauen als ein »Hochkommen« von Emotionen, das sich befreiend auswirken kann. Nachdem sie hochgekommen sind, verlassen uns diese Gefühle. Es bleibt nicht mehr als unsere kurze Begegnung mit ihnen und eine Erinnerung an sie.

Lange verdrängte Gefühle können während der Massage verarbeitet werden.

> Alles fühlt sich leichter an, fast als würden die massierten Gegenden gleichsam schweben. Ich träume sehr viel. Es fühlt sich so an, als wären viele Informationen in meinem Bauch wie in einem verschlossenen Buch gespeichert gewesen. Die Massage war gleichsam der Schlüssel, um mich mit ihnen auseinander zu setzen und meinen Bauch zu heilen.

Ich spüre innere Wärme

Schon während der Massage werden Sie spüren, wie der Bauchraum besser durchblutet wird. Es entsteht eine Wärmeempfindung, die unterschiedlich lange anhalten und auch andere Körperregionen erfassen kann.

> Der Beckenraum wird bei der Massage gut durchblutet. Dieses Gefühl der Wärme hält an und geht weiter, bis sogar meine ewig kalten Füße warm werden.

> »Die Fruchtbarkeitsmassage setzt
> sehr viel innere Wärme frei,
> der Bauch wird zum Mittelpunkt der Gefühle,
> der Kopf schaltet sich aus dem Geschehen aus.«

Mein Körper reinigt sich

In der Zeit unmittelbar nach der Massage kann es zu einer vermehrten Ausscheidung kommen. Viele berichten von stärkerem Schwitzen, vor allem nachts. Das kann eine Weile anhalten.

Durch das Schwitzen reinigt sich die Haut. Dies geschieht manchmal über ein kurzfristiges »Aufblühen« alter, länger vorhandener Pickelchen oder Mitesser, bevor diese dann abheilen. Einmal erlebte ich, dass für wenige Stunden ein Hautausschlag auftrat. Dieser verschwand aber bald darauf und tauchte dann nie wieder auf.

Auch die Verdauung beteiligt sich an dem allgemeinen »Frühjahrsputz« nach der Massage. Verstopfungen werden gelöst, und an einem kurzfristigen Durchfall oder an Blähungen können wir die regen Aufräumarbeiten unseres Darms erkennen. Es kann auch passieren, dass sich die Blase über eine vermehrte Harnausscheidung durchspült.

Jede Form vermehrter Ausscheidung ist ein Zeichen dafür, dass der Körper seine Selbstheilungskräfte aktiviert.

Die folgende Monatsblutung kann kräftiger ausfallen, dabei ist sie meist kürzer und schmerzfreier. Die Vaginalflora kann feuchter sein, besonders um die Zeit des Eisprungs herum.

Jede Form einer vermehrten Ausscheidung nach der Massage ist ein positives Zeichen dafür, dass Ihre Selbstheilungskräfte aktiv werden! Sie können diese Wirkung verstärken, indem Sie in der Zeit nach der Massage möglichst viel Wasser oder Kräutertee trinken.

Eine Ausscheidungsphase des Körpers hat *immer* eine heilsame Wirkung und ist stets nur von kurzer Dauer. Lehnen Sie sich solange zurück, und machen Sie sich bewusst, dass alles, was ausgeschieden wird, in Ihrem Körper keinen Schaden mehr anrichten kann.

> Die Kopf- und Nackenmassage befreite mich von meiner chronischen Nebenhöhlenentzündung.

> Ich hatte an dem Tag der Massage eine starke Monatsblutung mit heftigen Krämpfen. Obwohl wir den Bauch nicht massiert haben, waren danach meine Schmerzen weg!

Mein Bauch stellt sich um

Durch die Massage werden die Fortpflanzungsorgane stimuliert, die darauf mit einer Heilreaktion antworten. Diese Reaktionen sind sehr unterschiedlich und immer abhängig davon, was und wie Ihr Körper etwas in die Heilung bringen möchte. Es ist wichtig, dass wir dies nicht bewerten oder interpretieren, sondern unserem Körper einfach vertrauen.

Hier tritt ein Prinzip zu Tage, das wir von allen ganzheitlichen Heilanwendungen kennen: Wenn wir uns entscheiden, nicht mehr länger das eine oder andere Arzneimittel einzunehmen, in der vermeintlichen Hoffnung, dem Körper zu geben, was ihm offenbar fehlt, sondern stattdessen dafür sorgen, dass er sich endlich wieder aus eigenen Kräften regeneriert, ohne dass wir ihm permanent etwas zuführen müssen, dann geben wir ihm einen Heilreiz. In der darauf folgenden Zeit können wir beobachten, wie der Körper auf diesen Reiz reagiert.

Die Fruchtbarkeitsmassage kann ein solcher Heilreiz sein. Ein Heilreiz, der in ein vollkommen gesundes Körpersystem gegeben wird, wird in diesem herzlich wenig auslösen. Er wird ihn gesund erhalten.

Ist das Körpersystem aber geschwächt oder einfach müde von jahrelangen Hormon- oder Arzneigaben, dann trifft dieser Heil-

Die Fruchtbarkeitsmassage setzt einen Heilreiz, auf den der Körper reagiert.

reiz auf das, was man – salopp gesprochen – einen lohnenden Arbeitsplatz nennen könnte. Und dann entsteht ein Echo, der Körper reagiert. Dann ist es, als würde er aus einem Dornröschenschlaf aufwachen und sich sagen: »Du lieber Himmel, ich habe aber jetzt einiges zu tun.« Und er wird sich umgehend an die Arbeit begeben.

Diese Arbeit bezeichnen viele Frauen als »ackern«. »Mein Bauch ackert«, sagen sie dann und meinen damit viele kleine neue Signale und Empfindungen ihres Bauches.

Das können ein Zwicken und Ziepen sein oder auch ein Grummeln. Fast immer aber werden diese Signale von Wärmeempfindungen begleitet.

Wenn der Bauch »ackert«, dann ist er dabei, sich umzustellen. Er stellt sich neu ein, all seine Aufgaben wieder selbst zu übernehmen und zu optimieren.

Nach mehreren Massagen wird Ihr Körper seinen eigenen richtigen Zyklus wiedergefunden haben. Nach und nach werden sich auch die Hormone ausbalancieren.

Mancher Bauch findet sich sofort selbst wieder, manch anderer aber wirft dafür zunächst einmal alte Gewohnheiten ab, wie wir das auch tun: Wir räumen auf, trennen uns von alten, nicht mehr benötigten Kleidungsstücken. Und danach begeben wir uns auf Shoppingtour und kaufen uns ein komplett neues, viel schickeres Outfit. Unser Bauch handhabt dies genauso. Wir sollten nun nicht den Fehler machen und gleich an seinem neuen Outfit herumnörgeln.

Es könnte passieren, dass wir an ihm Folgendes kritisieren: »Ja, früher, da hatte ich aber einen 31-Tage-Zyklus, jetzt sind es nur noch 30.« Oder: »Jetzt spüre ich aber meinen Eisprung nicht mehr.« Oder: »Plötzlich fühle ich meinen Eisprung.« Möglicherweise treten auch Unregelmäßigkeiten auf. Dies alles sind positive Zeichen, die uns signalisieren, dass alte Gewohnheiten über Bord geworfen werden.

Wie die Reaktion auf einen Heilreiz ausfällt, entscheidet unser Körper. Darin dürfen und sollten wir ihm vertrauen. Er weiß ohnehin viel besser als wir, was gut für ihn ist und was nicht. Und: Es ist sein neues Outfit, er hat es sich ausgesucht. Deshalb sollten wir nicht mit ihm hadern, sondern froh sein, dass er reagiert hat. Sagen wir ihm einmal Danke dafür.

Vertrauen Sie ruhig Ihrem Körper: Er weiß am besten, was gut für ihn ist.

> Besonders in der Zeit nach der Massage kann ich mich hundertprozentig auf mein Bauchgefühl verlassen.

Ich erkenne die Bedürfnisse meines Körpers

In den Massagephasen richten wir unsere Aufmerksamkeit stärker auf die Signale unseres Körpers. Je sensibler wir dabei sind, desto mehr werden wir bemerken können. Wer hier aufmerksam ist, sollte dies als Chance sehen, die Sprache seines Körpers besser zu verstehen.

Unaufhörlich sendet unser Körper Signale an uns, um uns auf diesem Wege seine Bedürfnisse mitzuteilen. Er meldet uns Hunger, Durst und das Bedürfnis zu schlafen. Nicht jedes seiner unzähligen Bedürfnisse oder Signale aber haben wir in unserem Wortschatz vertreten.

Welches Wort hätten wir beispielsweise für seinen Wunsch nach frischer Luft, nach einer Umarmung oder einem Gespräch mit einer guten Freundin? So ist es nicht verwunderlich, wenn Frauen hier Umschreibungen zu Hilfe nehmen.

> Ich wusste am Tag nach der Massage ganz genau, dass ich Bratheringe essen wollte. Das war mehr als Appetit und weniger als Heißhunger. Merkwürdig daran war, dass ich in diesem Moment ganz genau wusste: Mein Körper verlangt das, weil er es braucht. Es tat richtig gut, ihm das auch zu geben.

> Ich habe im Ganzen ein besseres Körpergefühl. Gleiches gilt für meinen Nierenpunkt. Der juckt gerade ständig, und gleichzeitig merke ich, dass die Nieren nicht richtig arbeiten. Früher hätte ich das entweder nicht wahrgenommen oder zumindest nicht deuten können. Gleiches gilt für die Nebenhöhlen. Die scheinen regelrecht nach einer Massage der Seitenstränge am Hals zu rufen, und das erleichtert wirklich.

Nicht selten verspüren Frauen nach der Fruchtbarkeitsmassage einen größeren Appetit. Hier gilt es, sich nicht dem Diktat irgendeiner Diät zu unterwerfen, sondern einen gesunden Essinstinkt endlich wieder einmal willkommen zu heißen. Ihr Körper ist weitaus klüger als jedes Diätkonzept. Sollte sich ein solches Bedürfnis einstellen, geben Sie ihm unbedingt nach! Sie können Ihren Körper kaum besser unterstützen, als ihn damit zu versorgen, wonach er verlangt.

Die Hormone »tanzen«

Während sich die meisten Frauen über schmerzfreiere Blutungen nach der Massage freuen, gibt es einige wenige Frauen, bei denen dieser Zustand erst nach einer »Umbauphase« erreicht wird. Viele von ihnen haben das Gefühl, als würden ihre Hormone »tanzen«. Je nach Zyklusverlauf kann sich der Zeitpunkt der bevorstehenden Monatsblutung oder des Eisprungs verändern. Diese Umstellung sollte uns keine Angst machen – im Gegenteil, sie ist gut und notwendig.

Wenn zum Zeitpunkt der Fruchtbarkeitsmassage die Monatsblutung bevorsteht, kann diese früher als gewohnt eintreten, besonders nach den ersten Massagen. Mittel- und langfristig aber pendelt sich der Zyklus wieder ein, manchmal in einem ganz neuen Rhythmus.

> »Wenn ich kurz vor der Menstruation
> eine Massage hatte, tut sie nicht weh, und die Blutung ist
> nach ein paar Tagen vorbei. Das genieße ich sehr.«

Von einigen Naturvölkern wird berichtet, dass die Frauen dort nur wenige Stunden im Monat menstruieren. So mag es möglich sein, die Monatsblutung tatsächlich sehr effizient zu erleben. Davon sind Sie und ich ganz sicher weit entfernt. Ich möchte Ihnen dieses Bild gern mitgeben, damit Sie die Tendenz Ihres Körpers nach der Massage, in kürzerer Zeit menstruieren zu wollen, erkennen können.

Steht zum Zeitpunkt der Massage der Eisprung bevor, so kann dieser früher eintreten als gewohnt. Auch dies ist eine anfängliche Wirkung. Nach mehreren Massagen kommt der Eisprung dann regelmäßig. Auch hier kann sich ein neuer Rhythmus einstellen. Frauen, die den Eisprung bisher schmerzhaft gespürt haben, werden eine Linderung dieses Schmerzes erfahren.

Sobald unsere Hormone sich bewegen, wirkt sich das auf unsere Psyche aus, denn beide beeinflussen sich gegenseitig. So rufen wir nicht nur durch Gefühlsregungen ganz direkt den einen oder anderen Hormonschub hervor, wie es beispielsweise bei Angst, Scham, Freude oder Verliebtsein geschieht, das funktioniert auch über andere Wege. Durch die Stimulation der Fortpflanzungsorgane wird die Produktion von Hormonen ausgelöst. Dies bemerken wir oft daran, dass wir den Eindruck haben, unsere Gefühle würden ebenfalls »tanzen«.

Wenn die Hormone »tanzen«, nehmen wir auch unsere Gefühle deutlicher und differenzierter wahr.

Es scheint dann, als würden wir unsere Emotionen deutlicher und differenzierter wahrnehmen als sonst. Wir begeben uns dann ein Stück weit hinaus aus der emotionalen Homogenität. Die Leichtigkeit, die viele Frauen nach der Massage empfinden, habe ich ja bereits beschrieben, ebenso wie die Wärme. Beides wird sich mit Sicherheit auch emotional auswirken, und Sie werden sogar bemerken, wie Ihr Humor wieder zurückkehrt.

In den Frauengruppen scheint dies nicht weiter verwunderlich, und man wäre vielleicht geneigt, es einer solch speziellen und vergnügten Runde zuzuschreiben, doch das täuscht: Auch nach den Einzelbehandlungen berichten uns Frauen immer wieder, dass sie humorvoller seien als zuvor.

Und wo ein Gefühl sich befreien kann, können es andere auch, denn Gefühle reagieren in vieler Hinsicht immer gemeinschaftlich: Entweder man fühlt weniger deutlich, ist also ein eher gefühlsarmer Mensch, oder man fühlt deutlich, dann ist man ein eher gefühlsreicher Mensch.

Dieser neue Reichtum an Gefühlen kann anfangs durchaus befremdlich sein. Dann nämlich, wenn sich ein ungewohntes Lachen an nicht ganz so passender Stelle seinen Weg bahnt, oder geweint wird, wo früher nie Tränen geflossen wären. Oder aber – auch das erleben wir manchmal –, wenn ein unerwarteter Gefühlsausbruch der Auftakt dafür ist, lange festgefahrene Dinge der unmittelbaren Umgebung endlich einmal neu zu ordnen.

Bilder aus der Vergangenheit

In einigen Fällen kann es vorkommen, dass in den Massagephasen Kindheitserlebnisse erinnert werden, die man längst vergessen hatte. Viele Frauen träumen in dieser Zeit auch intensiver, und nicht immer versteht man die Bedeutung dieser Träume. All dies sind Zeichen, dass Ihr Unterbewusstsein nun einige Dinge verarbeitet. Mischen Sie sich dann am besten nicht ein. Lehnen Sie sich zurück, und entspannen Sie sich. Ihr Unterbewusstsein weiß sehr genau, was es tut und warum. Es kann nur richtig sein.

Falls Sie also neue Gefühlsintensitäten an sich beobachten, dann sollten Sie sich klar machen, dass diese Gefühle immer schon da waren. Es sind ihre ureigensten Emotionen, die Ihre Persönlichkeit ausmachen, Sie haben sie nur nicht mehr so genau wahrgenommen – wer weiß, vielleicht hatten Sie sie eines Tages sogar selbst unterdrückt? Nun fließen Ihre Hormone freier und damit auch Ihre Gefühle.

Schämen Sie sich niemals auch nur für eines davon, sondern heißen Sie alle willkommen!

Ein neues Körpergefühl

Ein Glas ist entweder halb voll oder halb leer. So haben wir die Wahl, uns über die Dinge zu freuen, die wir haben, oder uns über die Dinge zu ärgern, die wir nicht haben. In mancher Hinsicht sind wir Mitglieder einer Gesellschaft, die gern nörgelt und jammert, die eher halb leere Gläser als halb volle sieht.

Was unseren Zyklus angeht, so ist er auch häufig Anlass für Nörgeleien. Und wenn wir ehrlich sind, haben wir daran unseren Anteil. Haben Sie je eine Frau gehört, die morgens ins Büro gestürmt kommt, die Füße auf den Tisch legt und sagt: »Hurra, ich habe meine Tage bekommen! Das ist doch eine tolle Sache mit dem Zyklus, da braucht man sich um nichts zu kümmern, alles geht immer von ganz alleine, und alles funktioniert genau richtig. Ich wünschte, das könnte ich von meinen Praktikanten auch behaupten!«

Es ist eher unwahrscheinlich, dass Sie so etwas oder Ähnliches erlebt haben. Wenn ich meine Erinnerungen zu solchen Themen durchkämme, dann werde ich in ganz anderer Hinsicht fündig: Wir klagen über Schmerzen, wir stellen fest, ob unser Zyklus einen Tag zu früh oder einen zu spät mit der Blutung einsetzt. Die Blutung gefällt uns auch nicht, sie ist zu schwach, zu kurz, zu lang, sie kleckert vor sich hin oder ist so stark, dass man meint, daran zu verbluten.

Was unsere weibliche Physis angeht, neigen wir dazu, die negativen Dinge in den Vordergrund zu stellen. Dadurch bringen wir uns, ob wir das nun beabsichtigen oder nicht, in eine oppositionelle Haltung zu unserem Körper. Dieses ablehnende Verhalten beeinträchtigt unsere Körperwahrnehmung erheblich.

Es mag eine positive Begleiterscheinung der Fruchtbarkeitsmassage sein, dass sich das nun ändert. Statt unseres unbewussten Ablehnungsverhaltens richten wir nun vermehrt unsere Aufmerksamkeit auf unseren Körper, unsere Fortpflanzungsorgane, ihre Funktionen und ihre Signale. Wir beginnen, unseren Körper mehr und mehr zu respektieren und zu achten. Das verändert unser Körpergefühl auch emotional und wirkt sich auf unsere Partnerschaft aus. Nahezu alle Paare stellen eine positive Veränderung ihrer Sexualität fest. »Ich nehme mich selbst und meinen Partner deutlicher wahr, wir lassen uns mehr Zeit beim Liebesspiel und sind wieder so ausgelassen, wie wir es früher einmal waren.« Dies und Ähnliches höre ich immer wieder von meinen Patientinnen.

Für einen Zyklus, den wir endlich begreifen können, verstehen und wahrnehmen, mit dem wir beginnen, uns als ein Team zu empfinden, schämen wir uns auch nicht mehr. Anstelle von Scham empfinden viele Frauen ein gesteigertes Selbstbewusstsein. Zusammen mit einer wiedergewonnenen gesunden Portion Humor meistern wir dann selbst peinliche Situationen erstaunlich gelassen.

Vielleicht wird uns klar, dass eine Menstruation nicht immer »sauber und diskret« ablaufen kann. Welche Frau gäbe es, die eine solche oder ähnliche Situation nicht kennen würde: Da entdeckt sie auf der Firmentoilette einen signalroten leuchtenden Fleck auf der weißen Leinenhose. Da wird tief eingeatmet, die Luft angehalten und ganz schnell geschätzt, wie lange dieser verräterische kleine Fleck sich dort wohl schon befunden hat und wie vie-

Wenn wir unseren Körper mehr respektieren und achten, wirkt sich dies auch positiv auf unser Sexualleben aus.

le andere Menschen ihn aus welchen vorstellbaren Positionen heraus wohl lange vor einem selbst entdeckt haben. Dann geht's mit einer um den Bauch gebundenen Strickjacke ab nach Hause.

Das ist eine peinliche Situation und wird es vermutlich auch bleiben. Aber wir können lernen, diese Situation anders zu verarbeiten – leichter, humorvoller und selbstbewusster, als wir es bis dahin getan haben. In den Frauenmassagegruppen ist dies immer wieder Thema, weil die Frauen selbst erstaunt sind, dass die Empfindungen in solchen Situationen sich offenbar ändern.

Eine Frau erzählte mir, dass ihre letzte Menstruation überraschend und früher als gewöhnlich während ihrer Arbeitszeit eingesetzt hatte. Das stellte sie fest, als sie sich aus dem cremefarbenen Rauledersessel ihres Chefs erhob, auf dem sie übrigens auch nichts zu suchen gehabt hätte. Nachdem ihr Chef überraschend ins Büro zurückkam, war sie hochgeschossen und beide, sie und ihr Chef, starrten auf einen faustgroßen, frischen Blutfleck auf dem hellen, empfindlichen Leder.

»Ich hätte natürlich im Erdboden versinken können«, erzählte sie uns hinterher, »doch so richtig war mir nicht danach. In Sekundenschnelle flogen mir Gedanken durch den Kopf, und das ist für mich eine ganz neue Erfahrung. Mir war plötzlich klar, dass mein Chef ja auch eine Frau hat, die ebenfalls menstruiert und der diese Situation genauso peinlich gewesen wäre wie mir. Im selben Moment wurde mir bewusst, dass mein Chef vermutlich wie viele Männer schon einmal Zeuge solcher ›Peinlichkeiten‹ gewesen war. Ich fühlte: Das Leben ist nun einmal so. Wir Frauen sind nun einmal so, und ich sagte nur : ›Oh, das ist ja eine Überraschung!‹

Ich durfte nach Hause fahren und hatte den Rest des Tages frei. Zum ersten Mal seit langem konnte ich meine Blutung regelrecht genießen. Am nächsten Tag kam ich sehr ausgeruht ins Büro. Mein Chef und ich grinsten uns nur an, und nichts war mehr peinlich.«

Langfristige Wirkungen auf einen Blick

➤ **Der Zyklus pendelt sich ein**

Nach einigen Massagen wird sich der Bauch umgestellt haben. Die Art und Weise, wie und wann das geschieht, ist sehr individuell. Es gibt Frauen, die schon nach ein oder zwei Massagen ein leichtes »Ackern« im Bauch spüren.

Bei anderen Frauen kann dieser Prozess durchaus länger dauern. Ich kann Sie nur bitten, sich davon nicht verunsichern zu lassen, sondern dies als Heilreaktion Ihres Körpers zu verstehen. Schließlich wird sich alles eingependelt haben: die Länge Ihres Zyklus, die Menge und Dauer der Menstruationsblutung ebenso wie der Eisprung. Wenige Frauen haben diese Umstellung nach sechs Massagen vielleicht noch nicht abgeschlossen. Ihnen möchte ich versichern, dass der Körper dann allein weitermacht, auch wenn keine weiteren Massagen mehr folgen. Haben Sie Geduld, und warten Sie einfach ab.

➤ **Der Bauch bleibt warm**

Der Bauch behält seine neue »Betriebstemperatur« nun bei, zumindest für eine lange Zeit. Sollte er nach einem Jahr oder einem halben wieder kühler werden, dann wäre es Zeit, wieder zu massieren. Durch die bessere Durchblutung nimmt der Schmerz vor, während und nach der Menstruation deutlich ab. Bei Frauen, die an Endometriose (einer Wucherung der Gebärmutterschleimhaut) erkrankt sind, wird er meist schwächer, sodass sie weniger Schmerzmittel benötigen. Frauen mit einer langen Schmierblutungsphase erleben, dass diese sich verkürzt oder ausbleibt.

Unsere Fortpflanzungsorgane werden von den gleichen Gefäßen versorgt wie unser Darm. Der kann also auch wieder besser arbeiten, sodass die Verdauung oft gleich mitreguliert wird.

➤ Die Durchblutung wird gefördert

Wann immer der Körper sich selbst heilt, inszeniert er dafür eine erhöhte örtliche Durchblutung. Wir kennen das alle vom Schnupfen: Hierbei werden selbst kleinere Blutgefäße, die sonst nicht benötigt werden, »aus der Reserve gelockt«. Nur so kann der Körper dem »Gegner« auf die Spur kommen und selbst entscheiden, welche Strategie zur Bekämpfung die beste ist.

Genauso reagiert der Körper auf die erhöhte Durchblutung, die wir von außen durch die Massage auslösen. So wird etwa auch generellem Frösteln entgegengewirkt. Von 500 meiner Kinderwunschpatientinnen gaben 90 Prozent an, dass sie an kalten Händen oder Füßen leiden. Oft ist es so, dass unmittelbar nach einer Massage diese Extremitäten wieder warm werden. Und nach jeder weiteren Massage hält das Wärmegefühl dann länger an.

➤ Der Körper reinigt sich

Eine Massagezeit von sechs oder mehr Wochen kommt einem Frühjahrsputz gleich: Da werden Möbel und Teppiche aus der guten Stube entfernt, alles gründlich geputzt, vielleicht werden die Wände gestrichen, bevor wir uns wieder einrichten. Stück für Stück holen wir dann unser Inventar wieder herein und schauen, ob alles richtig steht oder ob wir es lieber woanders platzieren möchten. Vielleicht rücken wir alles wieder an Ort und Stelle, vielleicht veranstalten wir aber ein Möbelrücken und dekorieren neu.

Ähnlich würde ich die Wirkung im Bauch beschreiben. Manchmal spürt man so wenig, dass man sich fragen mag, ob die Massage überhaupt etwas bewirkt hat. Um beim oben genannten Bild zu bleiben: Manchmal erlebt man den Frühjahrsputz aber auch so deutlich, dass man geneigt ist, sich über die Handwerker zu beschweren. Diesen Zustand gilt es dann, gelassen und entspannt auszusitzen und abzuwarten, bis man endlich die frisch geputzte Stube genießen kann. Irgendwann schließlich ist jede Putzaktion einmal beendet.

➤ Die Fortpflanzungsorgane werden trainiert

All die vielen Vokabeln und Objekte unserer Beobachtung rund um unseren Zyklus können hier kleine Möbelstückchen sein, und sie werden sich bald neu zusammengefügt haben.

Hormone können sich neu finden, ordnen und ein anderes Verhältnis untereinander eingehen. Unser Monatszyklus wird sich in seinen Lieblingsrhythmus einfinden. Unsere Menstruationsblutung ihre Lieblingspisten fahren.

Gebärmutter, Eierstöcke und Eileiter machen nach den Massagen keinen »Muskelkater« mehr, denn sie sind wieder fit. Wenn es anfangs schien, als würden sie sich nach den Massagen räkeln, strecken oder gähnen, sich neu positionieren und dabei ganz leicht zwicken oder grummeln, so haben sie längst damit aufgehört, denn sie sind nun in Topform.

➤ Man fühlt sich wohl – körperlich und seelisch

Wir fühlen uns viel gesünder – und das nicht nur körperlich, sondern auch seelisch. Emotional werden all die kleinen und großen Dinge sich nun neu finden und etablieren. Die Zeit der »Gefühlsüberraschungen« ist vorbei, vielmehr hat sich längst im einen oder anderen Detail eine neue Gefühlskompetenz gezeigt.

Damit meine ich, dass Sie nicht mehr überrascht sein werden über eine Gefühlsregung und diese aus vermeintlich sozialen Aspekten herunterschlucken möchten, sondern sie annehmen können – und vielleicht manchmal darüber schmunzeln. Sie werden Ihre Gefühle nicht mehr über-, aber auch nicht unterbewerten, sondern täglich neu wahrnehmen.

Körperliches und seelisches Wohlbefinden bedingen sich gegenseitig. Wenn man aus beiden wieder ein gut eingespieltes Team macht, fühlt man sich auch eher fit für Empfängnis, Schwangerschaft und Mutterschaft.

➤ Ein neues Körperbewusstsein sorgt für
mehr Selbstbewusstsein

Ein gutes Körperbewusstsein ist immer auch förderlich für ein stabiles Selbstbewusstsein. Es kann gut sein, dass dieses Selbstbewusstsein ein ausgesprochen weibliches ist. Vielleicht schämen wir uns nicht mehr dafür, wenn wir einen Meter vom Bordstein entfernt eingeparkt haben, sondern schmunzeln darüber, denn wir wissen: Weiblicher geht's kaum.

Vielleicht ist uns eine Träne am Arbeitsplatz nicht mehr peinlich, denn wir wissen, dass wir eine Frau mit einer hohen und geschätzten Feinfühligkeit sind, die wir nicht verstecken müssen.

Vielleicht hören wir auf, uns am Arbeitsplatz in unserem Verhalten den männlichen Kollegen anzugleichen, und verblüffen stattdessen mit weiblichen Reaktionen.

Und wir werden hoffentlich niemals wieder unseren Bauch einziehen oder verstecken, nicht mehr jetzt, wo wir endlich gelernt haben, stolz auf ihn zu sein.

All dies sind mögliche Wirkungen. Ich möchte sie an dieser Stelle erwähnen, um Sie auf die Massage einzustimmen. Aber es gibt noch einen weiteren wichtigen Grund: Sollten Sie die eine oder andere Veränderung an sich spüren, können Sie sie besser verstehen und einordnen. Keinesfalls aber soll der Eindruck entstehen, dass all diese Dinge in Ihnen geschehen müssen oder sollen.

Die Regel lautet: Die Massagezeit ist eine Zeit des Wohlbefindens!

Die Fortpflanzungsorgane werden stimuliert. Darauf reagiert jeder Körper anders, und jede Frau spürt dies auch anders. Die eine mehr, die andere weniger.

Anleitungen zur Fruchtbarkeitsmassage

Die Vorbereitungen

Sie können die Fruchtbarkeitsmassage grundsätzlich zu jedem Zeitpunkt und in jeder Lebenslage jemandem geben – und ebenso dürfen Sie selbst zu jedem Zeitpunkt um diese Behandlung bitten. Die Massage wird ihre Wirkung zeigen, ganz unabhängig davon, ob sie nur »einfach so« stattfindet oder ob Sie sich dafür einen besonders gemütlichen Rahmen schaffen. Viele Frauen und Paare lieben es sehr, um die Massage herum etwas mehr Aufwand zu betreiben und eine stimmungsvolle Atmosphäre zu schaffen.

Ich beschreibe Ihnen daher gerne die »Kuschelvariante« der Massage, und überlasse es ganz Ihnen, ob und wann Sie mehr oder weniger Kuschelelemente hinzuziehen.

Wir benötigen:
- zwei gefaltete Decken
- ein Kopfkissen
- einen Stuhl ohne Armlehnen oder einen Hocker
- angewärmtes, sehr gutes Olivenöl
- Papiertaschentücher

Wer möchte:
- Rotwein
- Kerzenlicht
- schöne Musik
- Aromalampe
- Spender für das Olivenöl

Olivenöl – ideal zum Massieren

»Olivenöl heilt 1000 Krankheiten«, heißt es. Davon können wir bei der Massage profitieren. Gewiss gibt es wunderbare Körper- und Duftöle, aber es wäre schade, die vielfältige Heilwirkung der

Olive nicht zusätzlich zum Einsatz zu bringen. Natürlich sollte die Qualität des Öls stimmen. Besorgen Sie sich am besten ein kaltgepresstes Öl im Bioladen. Wärmen Sie immer nur so viel Olivenöl an, wie Sie für die Massage benötigen. Hierfür eignet sich ein Spender gut, der auch Ölflecken auf Decken oder Teppich verhindert, es tut aber auch ein kleines Fläschchen. Beides können Sie vor der Massage auf den Heizkörper stellen oder im Wasserbad auf Körpertemperatur erwärmen.

Ein bequemer Massageplatz

Je angenehmer und ruhiger Ihr Massageplatz ist, desto stimmungsvoller wird die Behandlung sein.

Nur die wenigsten besitzen eine Massagebank; selbst während meiner Seminare stehen solche Bänke nicht immer zur Verfügung. Viele mögen sich spontan dazu entschließen, auf der Couch zu massieren, doch das kann besonders für den Massierenden unbequem werden. Sie sollten darauf achten, Ihren Rücken zu schonen! Am besten hat sich das Massieren auf dem Fußboden bewährt.

➤ Wählen Sie einen ruhigen, gut geheizten Raum aus. Bedenken Sie, dass der massierte Partner warm werden wird, der Massierende aber Wärme benötigt.

➤ Schaffen Sie sich einen bequemen Massageplatz: Legen Sie zwei Decken übereinander und ein Kopfkissen auf den Fußboden. Ist der Boden hart, empfiehlt sich eine Steppdecke oder eine Schaumstoffmatte als Extrapolster. Schützen Sie beides mit ein oder zwei Duschtüchern vor Ölflecken.

➤ Stellen Sie alles bereit, was Sie während der Massage benötigen: einen Stuhl oder Hocker, das angewärmte Olivenöl, einige Papiertücher und gegebenenfalls eine Haarspange oder ein -gummi.

➤ Sorgen Sie für eine gedämpfte Beleuchtung – helles Licht hindert die Augen daran, sich zu entspannen. Kerzenlicht ist ideal! Je angenehmer und ruhiger Ihre Massageecke ist, desto wirkungsvoller wird die Behandlung sein.

Das Einstimmen auf die Massage

Die körperliche Einstimmung

Im Prinzip können Sie jederzeit massieren. Die Abendstunden eignen sich dann besonders gut, wenn Sie zu den Menschen gehören, die normalerweise nicht gut abschalten und entspannen können. Abends gelingt dies vielen leichter. Auch ein Vollbad vor der Massage kann die Entspannung unterstützen, ist aber keinesfalls notwendig.

Sorgen Sie dafür, dass Sie beim Massieren warme Hände haben. Hier ist es oft besser, die Hände zügig gegeneinander zu reiben, als sie unter warmem Wasser zu waschen.
Bitte unbedingt beachten: Unmittelbar vor der Massage sollte die Blase entleert sein.

Die sinnliche Einstimmung

Haben Sie einmal beobachtet, wie eine Mutter ihr Baby beruhigt? Sie nimmt das Kind tröstend in die Arme. Sie stimmt sich auf das weinende Kind ein, dann atmet sie tief durch und beruhigt zunächst sich selbst. Das kann man daran erkennen, dass ihre Bewegungen allmählich immer sanfter werden und ihre Stimme ruhiger wird. Diese Ruhe scheint sich unmittelbar auf ihr Baby zu übertragen.

Ein Mensch kann einen anderen immer dann beruhigen, wenn er selbst ruhig ist.

Hier wirkt offenbar ein Mechanismus, wie er nur zwischen zwei Menschen stattfinden kann, die einander vertrauen. Es ist egal, ob wir diesen Mechanismus kennen oder nicht: Er findet automatisch statt. Und zwischen sich liebenden Menschen findet er verstärkt statt.

Während einer Massage wird er noch deutlicher. Fast könnte man sagen, dass dieser Mechanismus einen wesentlichen Teil des Heilens während dieser Behandlung ausmacht.

Sagen Sie sich also: »Ich möchte meine Partnerin oder meinen Partner beruhigen«, dann beruhigen Sie zunächst sich selbst – und Ihre Partnerin oder Ihr Partner *wird* sich daraufhin beruhigen. Das geschieht von ganz allein.

In der Intimsphäre bleiben

Sicherlich haben Sie schon gehört, dass die meisten Menschen einen Abstand von knapp zwei Metern brauchen, um nicht das Gefühl zu haben, dass ihnen jemand zu nahe tritt.

Man nennt diesen sehr privaten Radius den intimen Bereich und den Abstand, den man halten muss, um nicht in diesen intimen Bereich einzudringen, Konferenzabstand. Dieser Begriff ist in der Wirtschaft zu Hause, weil man dort längst erkannt hat, dass es unvorteilhafte Nebenwirkungen hat, wenn dieser Abstand bei Konferenzen in der Sitzordnung unterschritten wird. Deshalb sind Konferenztische auch immer so breit: Wenn der Konferenzabstand gewahrt bleibt, sind die Menschen konstruktiver, weil sie friedlicher miteinander umgehen.

Wenn fremde Menschen in die Intimsphäre eindringen, fühlt man sich unwohl.

In der berühmten »Fahrstuhlsituation« oder in öffentlichen Verkehrsmitteln kann dieser Abstand unterschritten werden. Dann befinden sich vollkommen fremde Menschen innerhalb Ihrer Intimsphäre, in der grundsätzlich nur Menschen etwas zu suchen haben, die Ihnen nahe stehen. Gelangen fremde Menschen einander in die Intimsphäre, dann entsteht dabei ein unangenehmes Gefühl: Sie fühlen sich unwohl, schauen einander weder an noch reden sie miteinander, stattdessen senken sie den Kopf. Dies gleicht einem Sich-selbst-unsichtbar-Machen, einem symbolischen »Sich-tot-Stellen«, um dem Stress zu entkommen, der durch eine unfreiwillige Unterschreitung des Konferenzabstandes entsteht.

Wie würden Sie sich fühlen, wenn Sie in einen Laden kämen und der Verkäufer Sie fragte, ob Sie beim Einkaufen Hilfe benötigen – und dies aus einem Abstand von 30 Zentimetern? Sicherlich würden Sie zurückweichen, denn instinktiv würden Sie die »Flucht« aus dieser Intimsphäre ergreifen wollen. Das geht allen Menschen so, beobachten Sie dies einmal in unterschiedlichen Alltagssituationen. Vielleicht ist es – am Rande – ja auch interessant, Menschen in Fahrstühlen, U-Bahnen oder anderen dicht gedrängten Situationen unter diesem Aspekt zu beobachten.

Körperkontakt halten

Wenn ich auf Seminaren die Paare auf die Massage einstimme, dann lasse ich sie eine solche Unterschreitung empfinden, indem ich jeweils fremde Personen langsam so lange aufeinander zugehen lasse, bis sie deutlich spüren, dass der Konferenzabstand nun erreicht ist. Es ist dann so, als würde ein instinktiver Impuls sie daran hindern weiterzugehen.

Und dann versuche ich deutlich zu machen, was geschieht, wenn man immer wieder in den Intimbereich gelangt, dann hinaus- und danach wieder hineingeht. Die betreffende Person, der dies wiederfährt, wird nervös, und ihre Muskeln verspannen sich, denn fortwährend wird ihr Fluchtinstinkt ausgelöst.

Probieren Sie das auch einmal aus. Berühren Sie Ihren Massagepartner an der Schulter, dann lassen Sie ihn los und gehen zwei Schritte zurück. Danach gehen Sie wieder vor und berühren die Schulter erneut. Wiederholen Sie das einige Male. Sie werden beide spüren, wie viel Stress dadurch erzeugt wird und wie sich Ihrer beider Muskelanspannung erhöht.

Damit die Massierte nicht erschrickt, bleibt eine Hand immer am Körper.

Deshalb ist es eine der wichtigsten Grundregeln, immer eine Hand am Massierten zu halten, sobald man körperlichen Kontakt aufgenommen hat – auch wenn man die Position oder die Grifftechnik ändert.

Ich hoffe, dass ich Ihnen durch diese Beispiele ein tieferes Verständnis vermitteln konnte, welches Sie dann in all Ihre Aktionen integrieren. Vielleicht verdeutlichen diese Beispiele auch, weshalb es für die Entspannung förderlich ist, alle Utensilien, die Sie für die Massage benötigen, griffbereit zu haben.

Stellen Sie sich vor, Sie erhalten eine Massage, und Ihr Partner muss die Behandlung ständig unterbrechen, weil etwas fehlt. Dadurch entsteht Unruhe, und die Wirkung der Massage wird beeinträchtigt. Schalten Sie solche Störungen aus, damit Sie völlig abschalten können.

Vertrauen ist alles

Und nun vertrauen Sie ganz Ihren eigenen Fähigkeiten. Vermutlich haben Sie zu Beginn dieses Buch noch in Ihrer Nähe, aber Sie werden es bald nicht mehr benötigen. Es ist nicht entscheidend, dass Sie alle Massagegriffe professionell und perfekt beherrschen. Viel wichtiger ist, dass Sie Ihrem Partner von ganzem Herzen beim Entspannen helfen möchten, dass Sie sich wünschen, er möge den Stress, die Sorgen und die Verantwortung loslassen und einmal tief durchatmen.

Irgendwann wissen Ihre Hände selbst, was zu tun ist.

Erinnern Sie sich an dieser Stelle an die Studie, die bewiesen hat, dass »Laienmasseure« bessere Behandlungserfolge erzielen als die so genannten Profis.

Konzentrieren Sie sich also nicht so sehr auf Ihren Verstand, sondern vertrauen Sie Ihrem Gefühl. Verlassen Sie sich darauf, dass Ihre Hände irgendwann von selbst wissen, was zu tun ist.

Die besten Heilerfolge entstehen aus dem Herzen und der guten Absicht heraus, die man für jemand anderen hegt. Deshalb lautet das oberste Gesetz einer guten Massage: »Hab denjenigen gern, den du massierst.«

Kleine Massage-Regeln

Wann sollte nicht massiert werden?

Während die meisten der Arzneimittel, die Sie womöglich in Ihrem Schrank aufbewahren, eine unverständliche und lange Liste von Hinweisen enthalten können, unter welchen Umständen man sie einnehmen darf und unter welchen auf gar keinen Fall, gilt für die Fruchtbarkeitsmassage allein folgende Maxime: Hören Sie auf, wenn Sie sich nicht mehr wohl fühlen.

Dies schließt selbstverständlich mit ein, dass die Massage nicht wehtun soll. Falls diese Situation dennoch eintritt, massieren Sie einfach sanfter, oder lassen Sie Handgriffe aus, die Sie nicht mögen. Das ist doch ganz einfach, oder?

Man muss sich wohl fühlen – das ist die wichtigste Regel bei der Fruchtbarkeitsmassage.

Wann und wie oft darf massiert werden?

Genau genommen gibt es auch hier keinerlei Regeln, an die man sich zwingend halten müsste. Und dies bitte schön ist die einzige wichtige Regel! Darüber hinaus gibt es Leitlinien, an die Sie sich anlehnen können, aber nicht müssen:

➤ Jede Massage wird Ihnen gut tun, auch dann, wenn es nur eine einzige ist.

➤ Zwischen zwei Massagen sollte ein zeitlicher Abstand von einer Woche liegen, muss aber nicht. Wünschenswert wäre eine Behandlung, in der man über einen Zeitraum von sechs oder mehr Wochen einmal wöchentlich massiert.

➤ Für eine gesunde Frau empfehle ich eine solche Massagebehandlung einmal im Jahr zur Gesunderhaltung, zur Entgiftung oder einfach nur zum Wohlfühlen. Gleiches gilt nach Geburten oder Fehlgeburten. Es gibt keine besondere »Schonzeit«, die man hier einhalten müsste, denn die Massage ist sanft und arbeitet nicht in der Muskulatur.

➤ Für eine Frau mit unerfülltem Kinderwunsch, Hormonschwankungen oder Zyklusbeschwerden empfehle ich zwei solcher Massagezeiten jährlich.

➤ Bei einer Frau, die einen sehr unregelmäßigen Zyklus hat oder deren Zyklus zeitweise aussetzt (und das über einen langen Zeitraum), kann man versuchen, durch eine einzelne Massage am 23. Tag nach Einsetzen der letzten Regel den Körper sanft in einen Rhythmus zu motivieren. Ist dieser Tag nicht zu eruieren, dann empfehlen sich zwei Massagezeiten pro Jahr.

Wer kann massieren?

Wenn sich Paare massieren, profitiert davon auch die Partnerschaft.

Wenn Paare in meine Seminare kommen, lasse ich immer zuerst die Frauen massieren. Häufig haben sie mehr Erfahrung auf diesem Gebiet, sind oft die geübteren Genießerinnen und haben schon eine Vorstellung davon, wie sie einen solchen Genuss beim Partner hervorrufen. Dies hat keinesfalls Allgemeingültigkeit, meine Damen, und falls es zutrifft, dann überraschen die Männer dadurch, dass sie diesen Vorsprung bald aufholen. Sie sind vollkommen frei, sich hier selbst zu entscheiden.

Wie läuft die Massage ab?

Die Fruchtbarkeitsmassage besteht aus zwei wesentlichen Sequenzen: der **Entgiftungs-** und der **Bauchmassage**. Zusätzlich gibt es ergänzende Teilmassagen.

Massieren Sie beim ersten Mal nur die Entgiftungsmassage. Sobald Sie sich mit der Entgiftungsmassage einigermaßen vertraut fühlen, massieren Sie zunächst diese und gleich im Anschluss die Bauchmassage (siehe Seite 100ff.).

➤ Wenn Sie sich in diesen beiden Massageabschnitten sicher fühlen, können Sie nach und nach die Zusatzmodule erlernen.

➤ Bitte lassen Sie sich durch die unterschiedlichen Massageabschnitte nicht verwirren. Massieren Sie stattdessen zunächst einzelne Teile, und nehmen Sie weitere erst dann hinzu, wenn Sie das Gefühl haben, dass dies ganz einfach zu schaffen sei.

Zusätzliche Tipps

➤ Probieren Sie gegenseitig an Ihrem Partner die Massagegriffe zunächst »im Trockenen«, um ein Gefühl dafür zu bekommen.

➤ Wenn Sie möchten, können Sie im nächsten Schritt versuchen, ein inneres Bild zu diesem Massagegriff zu entwickeln. Wenn Sie das nicht möchten, ist das völlig in Ordnung, aber die inneren Bilder können Ihnen zu einem besseren Verständnis der Massagegriffe verhelfen.

Nachdem Sie dies nun gelesen haben, dürfen Sie es eigentlich auch schon ganz schnell wieder vergessen: Bitte massieren Sie nach Lust und Laune!
    Einzig hilfreich mag sein, dass man einen festen Termin verabredet, damit die Massage nicht vergessen wird. Das gilt im ganz privaten Rahmen für Paare und Freundinnen ebenso wie für die vielen Frauengruppen, die regelmäßig massieren.

Die Grundlagen der Massage

Die Kraft Ihrer Vorstellung

Die Fruchtbarkeitsmassage ist eine Heilmethode, die aus einer ungewöhnlich wirkungsvollen Mischung aus Hand- und Herzensarbeit besteht. Sie bedient sich vieler Handgriffe und Techniken, die wir von gängigen Massagen kennen.

Gemäß ihrer alten Tradition wird die Fruchtbarkeitsmassage darüber hinaus aber auch von möglichst vielen inneren Bildern begleitet, die den Massierenden ebenso entspannen wie denjenigen, der die Massage erhält. Nichts anderes ist geistige Heilung: das Vertrauen in innere Bilder, die die Heilung verstärken.

Die Wirkung der Fruchtbarkeitsmassage wird durch innere Bilder unterstützt.

Stellen Sie sich vor, Sie werden an den Punkt geraten, an dem Sie Stoffwechselschlacken aus dem Gewebe lösen möchten, um sie sodann zum baldigen Abtransport zwischenzulagern. Wenn Sie nun nach medizinisch fundierten Grundlagen suchen, um dies bewerkstelligen zu können, dann dürften Sie an dieser Stelle kapitulieren.

Sie benötigen für die Fruchtbarkeitsmassage aber keinerlei medizinische Kenntnisse, weil Sie in den Reflexzonen arbeiten. Hier hilft Ihnen Ihre Fantasie weiter: Entwerfen Sie ein Bild Ihrer Wahl von den inneren Vorgängen. Versuchen Sie, wie ein Kind zu denken: Stellen Sie sich beispielsweise vor, die Muskelstränge seien die Saiten einer Harfe, die nicht mehr klingen, weil sie an manchen Stellen verklebt sind.

Lösen Sie nun mit dem Laserpointer, der in Ihre Fingerspitzen eingebaut ist, so lange diese verklebten Stellen, bis Sie keinen Kleber mehr erkennen können. Sammeln Sie den Kleber an einer bestimmten Stelle, und schicken Sie ihn dann zum Abtransport: durch unsichtbare Pipelines, die unseren ganzen Körper durchziehen und genau wissen, wo der Kleber schließlich entsorgt werden kann.

Sie können auch eigene Bilder entwerfen, ganz wie Sie möchten. Für die fantasiebegeisterten meiner Leser werde ich zu einzelnen Massageabschnitten Anregungen für innere Bilder geben, denn es wäre doch schade, wenn ihr heilendes Potenzial ungenutzt bliebe. Ebenso können Sie auf die inneren Bilder auch verzichten, wenn Sie sich denn nun überhaupt nicht damit anfreunden möchten. Sie sind frei zu wählen.

Zeichen der Entspannung

Der menschliche Körper kann uns in vielerlei Hinsicht signalisieren, dass eine emotionale Entspannung einsetzt. Einige der häufigsten dieser Signale möchte ich Ihnen nun aufzählen. Wenn Sie sie kennen, können Sie schnell und leicht feststellen, wie Ihre Massage wirkt.

➤ Augen schließen

Wenn ein Mensch wohltuende Entspannung erfährt, dann ist dies für ihn so angenehm, dass er all seine Aufmerksamkeit zum Zentrum der Entspannung richten möchte. Da dies eine innere Betrachtung ist, kann man hierhin auch nur mit den inneren Augen schauen. Daher schließen wir unsere Augen.

Lernen Sie, die Kontrolle aufzugeben und sich ganz dem Moment hinzugeben.

Es gibt Menschen, denen das schwer fällt. Immer wieder öffnen sie die Augen, um »außen« nach dem Rechten zu sehen, weil sie nicht gut abschalten oder sich fallen lassen können. Das macht aber nichts, weil man sehr gut lernen kann, die Kontrolle aufzugeben und sich dem Moment hinzugeben. Schließen Sie immer wieder die Augen, sie werden nach und nach über einen immer längeren Zeitraum geschlossen bleiben. Sorgen Sie für eine gedämpfte Raumbeleuchtung, oder löschen Sie für eine gewisse Zeit das Licht. Lernen Sie, Ihrem Partner und sich selbst nach und nach immer mehr zu vertrauen.

➤ Bauchgrummeln

Wenn der Bauch anfängt, hörbar zu grummeln, entspannen sich tiefere Regionen des Körpers. Dieses Grummeln ist ein Geräusch, das der Darm verursacht. Dies ist ein positives Zeichen: Schließlich ist er derjenige, der unsere Gefühle gewissermaßen zu »verdauen« hat. Das Grummeln kann bei beiden Personen auftreten: bei derjenigen, die massiert, ebenso wie bei derjenigen, die massiert wird.

➤ Tiefe Atemzüge

Haben Sie schon einmal erlebt, wie ein Mensch für einen einzelnen Atemzug sehr, sehr tief ein- und dann erleichtert wieder ausatmet? Wenn ja, dann waren Sie Zeuge einer großen Erleichterung. Solche Atemzüge treten während der Massage häufig auf: Sie sind ein Zeichen dafür, dass Ihr Partner loslässt und sich entspannt!

Wenn man sich auf den Atemrhythmus des anderen einstellt, findet man das richtige Tempo für die Massage.

Den Impuls, dies ebenso zu tun, kann auch derjenige haben, der massiert! Je nach Feinfühligkeit tut er dies sogar noch einige Sekunden *vor* seinem Partner, den er massiert. Achten Sie einmal darauf.

Überhaupt ist es zu empfehlen, vor Beginn der Massage die Hände einige Sekunden lang flach auf den Rücken der zu massierenden Person zu legen. Bitten Sie sie, durch die Nase ein- und durch den Mund auszuatmen, während Sie dasselbe tun. Stellen Sie sich auf den Atemrhythmus des anderen ein – so finden Sie das richtige Tempo für die Massage.

➤ Bewegung der Augen

Wird eine tiefere Entspannung erreicht, kommt es zu einer Bewegung der Augäpfel unter den geschlossenen Lidern. Dies ist ein sicheres und positives Zeichen dafür, dass inneren Bildern nachgegangen wird.

Die Grundbehandlung: Ausgleichen der Körpertemperatur

Vor jedem Massageabschnitt wird die jeweilige Körperzone, in der die Massage stattfinden soll, gründlich und reichlich mit angewärmtem Olivenöl eingerieben (siehe auch Seite 75f.). Dies senkt den Reibungswiderstand, garantiert ein gutes Gleiten der Hände und somit ein wirklich sanftes und federleichtes Massieren, das den Wohlfühleffekt der Behandlung erhöht.

Unser Körper ist niemals überall gleichmäßig temperiert. Er ist an einigen Stellen wärmer, an anderen kühler. In einem gewissen Rahmen ist das völlig normal. In der Naturheilkunde gilt jedoch: Je homogener die Temperatur der verschiedenen Körperzonen, desto besser.

Es ist nicht zwingend erforderlich, auch auf die Temperaturunterschiede zu achten. Die Massage wirkt auch so. Aber das Ausgleichen der Temperaturdifferenzen hat eine ganz eigene Heilkraft. Deshalb ist es klug, diese Technik gleich mit einzusetzen, um die Wirkung der Behandlung noch zu steigern. Ob Sie dies tun möchten oder lieber noch nicht, können Sie also wieder selbst entscheiden.

Während der Massage werden sich Temperaturunterschiede vorübergehend verringern. Und über einen längeren Massagezeitraum mit mehreren Behandlungen werden sie dies langfristig tun. Wenn Sie lernen möchten, Ihre Wahrnehmung hierfür zu sensibilisieren, dann werden Sie einen weiteren Blickwinkel bekommen für all die großen und kleinen Heilreaktionen auf Ihre Behandlung.

Hierbei kann Ihnen die folgende Übung helfen: Fühlen Sie die Temperatur Ihres Massage-

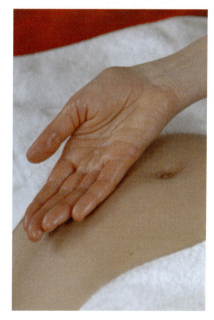

Feststellen der Ausgangstemperatur

partners an verschiedenen Stellen des Körpers. Berühren Sie Hände und Füße am besten mit dem Handrücken, und prägen Sie sich deren Ausgangstemperatur ein. Verschaffen Sie sich von den verschiedenen Körperregionen einen solchen Eindruck.

Sollten Sie ein Gebiet massieren wollen, von dem Sie das Gefühl haben, es sei zu kühl oder zu warm oder gar heiß, dann schaffen Sie hier zunächst Abhilfe, bevor Sie zu massieren beginnen. Kühlen Sie zu warme Zonen, und erwärmen Sie umgekehrt zu kühle Regionen.

Methoden des Kühlens

Anders als bei der Massage selbst kühlen wir grundsätzlich *ohne* jeden Körperkontakt, arbeiten aber in der Nähe des Körpers. Es gibt mehrere Möglichkeiten zu kühlen, für die ich Ihnen im Folgenden einige Anregungen geben möchte. Suchen Sie sich eine Variante aus, kombinieren Sie nach Herzenslust, oder erfinden Sie selbst eine eigene Methode.

➤ **Mechanisches Kühlen**
Wedeln Sie die Luft, die die wärmeren Stellen abgeben, einfach weg. Wenn Sie hierfür beide Hände nehmen und diese gegeneinander wedeln lassen, ganz so, als würden Sie in die Hände klatschen wollen, sie beim Klatschen aber verfehlen, erhöhen Sie den Kühleffekt. Nach einiger Zeit werden Sie spüren, dass der Körper dadurch Kühlung erfahren hat.

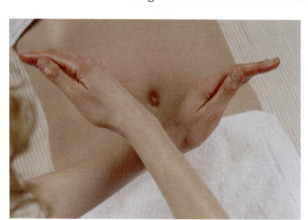

Mechanisches Kühlen der Körpertemperatur

➤ **Störendes absammeln**
Sammeln Sie mit beiden Händen abwechselnd die warme Luft aus der Körperumgebung einfach ab. Stellen Sie sich vor, Ihre Hände wären kühl genug, um die gesamte Wärme prompt absorbieren zu können.

Diese Variante ist die fantasievollste der hier vorgestellten Kühlmethoden und wirkt erstaunlicherweise am besten von allen.

➤ **»Windschaufel«**
»Ziehen« Sie die wärmere Luft aus der Körpernähe, in dem Sie sie senkrecht vom Körper wegschaufeln. Benutzen Sie Ihre Hände wie Schaufeln, die abwechselnd Luft vom Körper wegziehen. Dabei zeigen die Handflächen zum Körper, und Sie halten Ihre Hände so, als würden Sie auf die Uhr schauen.

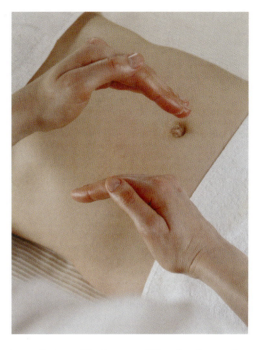

Störendes absammeln

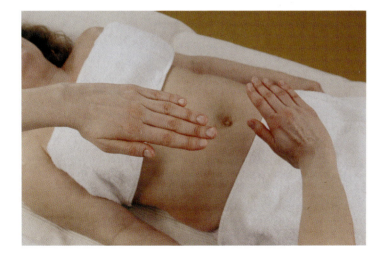

Windschaufel

Methoden des Erwärmens

Wir erwärmen stets das, was im Vergleich zu den umliegenden Körperregionen zu kühl erscheint. Anders als beim Kühlen geschieht dies *mit* Körperkontakt und immer in der Richtung von unten nach oben.

➤ **Physikalisch**
Reiben Sie mit beiden offenen Händen gleichzeitig den Bauch von unten nach oben. Zur Erwärmung des Bauches oder des Rückens massieren Sie aufwärts von der Hüfte bis zum Rippenbogen. Fühlen Sie zwischendurch mit dem Handrücken die Hauttemperatur.

➤ **Mit Fantasie**
Stellen Sie sich während der Reibebewegungen vor, Ihre Hände seien zwei angewärmte Ziegelsteine, oder sie seien zwei Gießkannen, die die Wärme in Form kleiner Tröpfchen in die kühlen

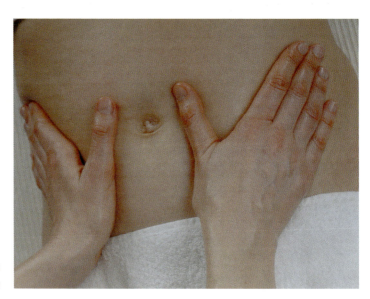

Physikalisches Erwärmen

Körperregionen nieseln lässt. Anfangs wird der Körper diese Wärme regelrecht aufsaugen und scheinbar tief nach innen abtransportieren. Das spüren Sie, denn dies fühlt sich zunächst so an, als würde der Körper die Wärme spontan absorbieren.

Nach einer Weile dann, wenn die »inneren Wärmespeicher« voll sind, hält sich die Wärme, die Sie hineingeben, auch länger an der Oberfläche – bis dieser Speicher nach und nach die Wärme auch an der Oberfläche stabil halten kann.

Exkurs: die Heilkraft des Wärmens und Kühlens

Diese Behandlungen des Kühlens und Erwärmens gehören zu den Massage-Basics, die auch unabhängig von der Fruchtbarkeitsmassage eingesetzt werden können, um anderen Menschen zu helfen und ihnen Wohlbefinden zu verschaffen. Wenn Sie selbst ein Bedürfnis danach verspüren, bitten Sie andere, diese Techniken bei Ihnen anzuwenden.

Wann immer Sie sich nicht wohl fühlen und vielleicht Kopfschmerzen bekommen: Jedes einzelne Symptom wird sich durch Kälte oder Wärme in der jeweiligen Körperregion bemerkbar machen. Diese brauchen Sie nur auszugleichen, und es wird eine Besserung eintreten.

Das Ausgleichen der Körpertemperatur hat eine eigene Heilkraft. Wenn sich jemand nicht wohl fühlt oder vielleicht im Begriff ist, einen Infekt zu bekommen, dann ist der Temperaturausgleich eine schnelle und wirkungsvolle Hilfe: Überprüfen Sie die Körpertemperaturen verschiedener Regionen, und gleichen Sie sie einfach aus:

Das Ausgleichen der Körpertemperatur hat eine eigene Heilkraft – ob bei Erkältung, Milchstau oder Hautausschlag.

➤ Bei einer **Erkältung** ist meist der Kopf warm, der übrige Körper eher kühler. Kühlen Sie dann den Kopf, und erwärmen Sie den Körper. Selbst kalte Füße beginnen sich durch aufwärts streichende Bewegungen der Beine zu erwärmen. Bedenken Sie jedoch, dass die Erkältung damit nicht sofort verschwindet, sondern vielmehr das Wohlbefinden während der Erkältung gesteigert werden kann.

➤ Kühlen Sie beispielsweise den **Milchstau** der Wöchnerinnen einfach herunter. Sie werden erstaunt sein, wie schnell und wirkungsvoll Sie damit helfen können.

➤ Kühlen Sie einen **Sonnenbrand** oder einen »heiß gelaufenen« Kopf. **Hautausschläge** und Ekzeme dürfen nie durch Körperkontakt massiert werden. Kühlen Sie sie einfach.

1. Teil: die Entgiftungsmassage

Ebenso wie das Wärmen und Kühlen ist auch die Entgiftung ein grundlegender Behandlungsabschnitt. Sie können die Entgiftungsmassage also jederzeit auch separat durchführen. Entgiften ist ein Mittel gegen vielfältige Beschwerden! Ganz unabhängig davon, ob ein Erkältungsinfekt im Anmarsch ist, ob vielleicht die Gelenke Sie plagen oder Sie nur zur Gesunderhaltung Ihres Körpers entgiften möchten – die Technik ist hier ein äußerst wirkungsvolles Mittel gegen eine Vielzahl körperlicher Beschwerden. Ganz hervorragend eignet sie sich übrigens auch bei Stress oder Depressionen.

Für die Entlastung und das Fitmachen unserer Fortpflanzungsorgane ist die Entgiftung unerlässlich, denn diese Organe reagieren auf körperliche Schlacken sehr empfindlich. Darüber hinaus werden in weiteren Massageabschnitten gezielt auch Organe entgiftet und zur vermehrten Ausscheidung angeregt, sodass es sinnvoll ist, vorher diese »Mülldeponien« des Körpers, die sich im Hals und Nackenbereich befinden, zu leeren. An diesen so genannten Mülldeponien arbeiten wir also zuerst.

Der Körper speichert seinen »Müll«, die Stoffwechselgifte also, im Hals- und Nackenbereich und in den Schultern. Diese Stoffwechselgifte werden auch als Schlacken bezeichnet. Sie entstehen durch die Verdauungsprozesse täglich neu, und unser Körper bemüht sich, sie abzubauen. Das ist ein ganz normaler Vorgang. Manchmal nehmen diese Schlacken jedoch überhand, oder unser Körper hat beispielsweise in der Zeit nach einem Infekt verstärkt andere Dinge zu tun, als sich um seinen »Hausmüll« zu kümmern. Dann gibt es eine Art Stau beim Abtransport der Stoffwechselschlacken. Dadurch fühlen wir uns müde und sind leichter erschöpft. Es kann auch passieren, dass unsere Spannkraft nachlässt. Durch eine Entgiftungsmassage entleeren wir zunächst die »Mülldeponien« und stimulieren gleichzeitig die körpereigene Verbrennung. Dies mag erklären, weshalb sich viele nach einer Reihe von Massagen wieder grundsätzlich fit fühlen. Bei Menschen, die unter Akne in genau diesen »Schlackenregionen« – insbesondere am oberen Rücken leiden –, kann man oft allein durch einige Entgiftungsmassagen eine wesentliche Verbesserung des Hautzustandes beobachten.

Durch die Entgiftungsmassage werden Stoffwechselgifte aus dem Körper transportiert und die körpereigene Verbrennung stimuliert.

➤ Die Entgiftungsmassage wird im Sitzen durchgeführt. So massiert es sich leichter, und die Schwerkraft unterstützt den Abtransport der Stoffwechselschlacken zum Körper und seinen ableitenden Systemen hin. Hierfür eignet sich ein Hocker oder ein Stuhl ohne Armlehnen, auf dem Sie bequem rittlings sitzen können. Versuchen Sie, Ihren Körper während der Massage aufzurichten und dennoch entspannt zu sein.

➤ Falls Sie längere Haare haben, binden Sie diese zusammen. Auch jeder Schmuck sollte abgelegt werden. Der Massierende sorgt dafür, dass er warme Hände hat, bevor er den Hals, Nacken und oberen Teil des Rückens seines Partners ausgiebig mit Olivenöl einreibt.

Etappe 1: das »goldene Dreieck« stimulieren

Beidseitig über den Schlüsselbeinen beginnt eine Zone, die wir das »goldene Dreieck« nennen (siehe Bild unten). Es ist aus reflektologischer Sicht das Eingangstor in das lymphatische System, also quasi der Entgiftungskünstler unseres Körpers. Von hier aus gelangen unsere Stoffwechselreste in ein körpereigenes Pipelinesystem und werden zu den entgiftenden Organen (Leber, Nieren) weitertransportiert. Bei dieser Massage ist es nicht notwendig, vorher die Temperatur auszugleichen.

➤ Ihr Partner sitzt gerade auf einem Hocker. Auch der Kopf sollte aufrecht gehalten werden, als würde er so ausbalanciert sein, dass er sich alleine halten kann.

➤ Wenn Sie massieren, sollten Sie darauf achten, ebenfalls gerade und bequem zu stehen. Vermeiden Sie eine verkrampfte Körperhaltung, damit das Massieren nicht anstrengend für Sie wird.

➤ Massieren Sie den Bereich des »goldenen Dreiecks« mit der Spitze des Mittelfingers in ruhigen, kreisenden Bewegungen flächig und sehr sanft.

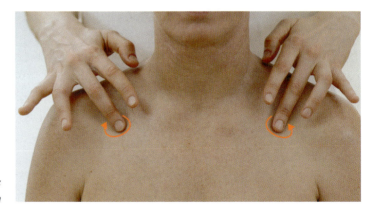

Das »goldene Dreieck« stimulieren

Inneres Bild

Stellen Sie sich vor, dieses Dreieck wäre löchrig wie ein Küchensieb. Ganz so, als würden Sie Puderzucker durch dieses Sieb reiben, massieren Sie nun mit den Fingerspitzen die dort liegen gebliebenen Stoffwechselschlacken einfach durch das Sieb hindurch und hinein in das körpereigene Pipelinesystem.

Etappe 2: Stoffwechselschlacken lösen und verschieben

Jetzt, da unser »goldenes Dreieck« wieder frei, das Tor zum Abtransport weiterer Stoffwechselschlacken also geöffnet ist, beginnen wir, weitere Schadstoffe aus dem wichtigsten Bereich zu lösen: unserer »Mülldeponie« im Hals- und Nackenbereich.

➤ Rollen Sie langsam Ihren Kopf in alle Richtungen, um ein besseres Gefühl für diese Muskeln zu bekommen. Ertasten Sie dabei zunächst an sich selbst, welche Muskeln die Haltemuskeln sind. Erspüren Sie, wie hoch diese am Kopf ansetzen und wie weit sie bis in Nacken und Schultern reichen.

➤ Halten Sie den Kopf Ihres Massagepartners mit der Hand, die nicht massiert, gerade, und überprüfen Sie, ob sich der Kopf auch wirklich entspannt, gleichsam losgelassen wird: Richtig ist es, wenn der Kopf sich schwer anfühlt und sofort ein kleines Stückchen nach unten fallen würde, wenn Ihre Hand nachgäbe.

➤ Massieren Sie nun mit dem Mittelfinger in kleinen Kreisen gegen den Uhrzeigersinn jeden einzelnen dieser Muskelstränge

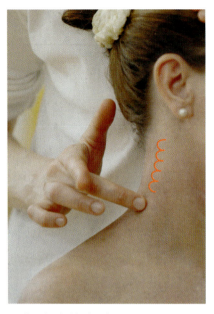

Stoffwechselschlacken lösen

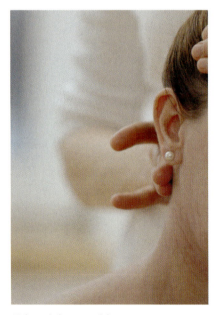

Halsmuskeln ausstreichen

von ganz oben bis nach ganz unten – aber ohne Druck, wirklich nur federleicht an der Hautoberfläche!

➤ Nachdem Sie sich ein- oder zweimal jeweils an der Hautoberfläche eines Muskels von oben nach unten gearbeitet haben, streichen Sie ihn wie unten beschrieben von oben nach unten aus.

➤ Dann beginnen Sie erneut mit dem Lösen – entweder am selben Muskel oder am nächsten. Arbeiten Sie sich so systematisch rundherum von einer Seite zur anderen.

➤ Nach dem Lösen folgt das Ausstreichen: Streichen Sie mit dem Mittelfinger quer zur Halsmuskulatur vom Kopf in Richtung Nacken.

Inneres Bild

Stellen Sie sich vor, in Ihren Mittelfinger wäre ein Laserpointer eingebaut, der die Muskelstränge durchleuchtet, nach störendem »Geröll« absucht und dieses löst. Dann fungiert Ihr Mittelfinger als Besen, der das gelöste Geröll aus den Muskeln auf den Schultern zu einem Haufen zusammenkehrt.

Etappe 3: Stoffwechselschlacken abtransportieren

Die Stoffwechselschlacken wurden bereits gelöst und verschoben. Nun können wir sie zum »goldenen Dreieck« hin abtransportieren. Den Abtransport massieren Sie mit einer »Hohlhand«. Bei der Fruchtbarkeitsmassage verstehen wir darunter eine leicht gewölbte Hand. Während beim Erwärmen mit der ganzen und flachen Handfläche massiert wird, verwenden wir die Hohlhand immer dann, wenn etwas »abtransportiert« oder weggenommen werden soll. Die Hand ist gewölbt, der Druck ist vorwiegend an der Handwurzel, dem Daumenballen und dem kleinen Finger.

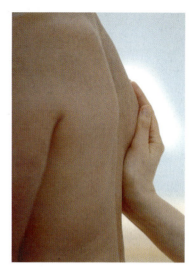

Stoffwechselschlacken abtransportieren

➤ Massieren Sie mit der Hohlhand von verschiedenen Stellen des oberen Rückenbereichs von unten nach oben jeweils bis hin zum »goldenen Dreieck«.

➤ Um den Prozess der Entgiftung zu optimieren, sollten Sie alle Etappen der Entgiftungsmassage ausführen: Nachdem die Stoffwechselschlacken gelöst worden sind, verschiebt man sie

Inneres Bild

Stellen Sie sich vor, die Stoffwechselschlacken seien winzig kleine Styroporkügelchen, die Sie einsammeln und zur Mülldeponie bringen möchten. Mit dem Daumenballen und kleinen Finger verhindern Sie, dass die Kügelchen Ihnen entwischen. Darüber hinaus ist in Ihre Handfläche ein Staubsauger eingebaut, der das Geröll aufsaugt und es durch ein Vakuum abtransportiert.

und transportiert sie regelmäßig ab. Zwischendurch reinigt man auch immer wieder das »goldene Dreieck«. Oder anders formuliert: Lassen Sie die Etappen 2 und 3 jeweils aufeinander folgen und fügen Sie ab und an Etappe 1 ein. Verlassen Sie sich dabei stets auf Ihr Gefühl.

➤ Die Entgiftungsmassage dauert nicht länger als sieben Minuten. Massieren Sie beim ersten Mal kürzer, und steigern Sie dann mit den folgenden Massagen die Dauer.

➤ Sollten Sie nach der Massage einen Kopfdruck verspüren, dann ist dies ein Zeichen dafür, dass Sie die Menge der freigesetzten Stoffwechselgifte noch nicht verkraften. Dies ist mit einem »Kater« nach übermäßigem Alkoholkonsum zu vergleichen. Trinken Sie daher unmittelbar nach der Massage ein bis zwei Gläser Kräutertee oder Wasser.

➤ Obwohl bei der Entgiftungsmassage nur an der Hautoberfläche gearbeitet wird, ist ein Muskelkater am folgenden Tag nichts Ungewöhnliches.

Ergänzungsgriff: »Melken« der Stoffwechselschlacken

Sie können das Lösen der Stoffwechselschlacken aus den Muskeln beiderseits der Halswirbelsäule durch einen Ergänzungsgriff optimieren. Ausnahmsweise verwenden wir hier Daumen und Zeigefinger, um die Schlacken regelrecht aus den Vertiefungen zu »melken«. Versuchen Sie dieses Bild vor Ihrem inneren Auge entstehen zu lassen, um die Wirkung der Massage zu verstärken.

➤ Versuchen Sie an der Stelle, wo der Kopf auf der Wirbelsäule zu sitzen scheint, beidseitig der Wirbelsäule je eine Vertiefung zu ertasten. Sie befindet sich direkt unter einem Knochen des Kopfes, der etwas vorzustehen scheint. In diese können Sie beim Massieren durchaus etwas mehr Druck geben.

➤ Greifen Sie mit Daumen und Zeigefinger parallel an den oberen Rand dieser Mulde. Führen Sie nun Daumen und Zeigefinger gleichzeitig langsam in einer halbkreisförmigen Abwärtsbewegung bis tief in diese Mulde und dann unten wieder aus ihr heraus, als würden Sie eine zähflüssige Substanz aus diesen Mulden herausmelken wollen.

➤ Wiederholen Sie dies einige Male. Es ist ein äußerst wirkungsvoller Handgriff, der meist als sehr angenehm empfunden wird. Sie können ihn auch im Alltag zwischendurch anwenden. Er entspannt nicht nur körperlich, sondern löst auch sofort seelischen Stress.

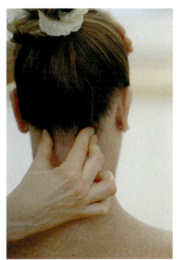

»Melken« der Stoffwechselschlacken

Ausstreichen der Muskeln an der Halswirbelsäule

➤ Streichen Sie nun die Muskeln an der Halswirbelsäule aus. Öffnen Sie dafür Ihre Hand, und verwenden Sie zum Ausstreichen von oben nach unten die weiche Haut, die sich zwischen

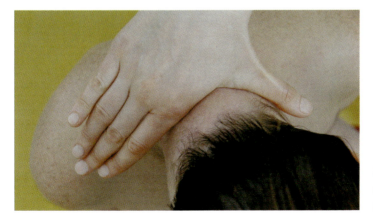

Ausstreichen der Muskeln an der Halswirbelsäule

Daumen und Zeigefinger befindet. Streichen Sie einige Male zügig mit mittlerem Druck abwärts.

➤ Massieren Sie wie beschrieben nach und nach jeden Strang der Halsmuskulatur. Wechseln Sie dabei die Griffe für das Lösen und das Ausstreichen ab. Der Abtransport der Schlacken erfolgt wieder mit der Hohlhand zum »goldenen Dreieck«, welches Sie zwischendurch auch häufiger einmal massieren können.

Inneres Bild

Stellen Sie sich vor, direkt unter dem Kopf befände sich eine Harfe, deren Saiten verklebt sind und die deshalb nicht klingen können. Lösen Sie diese Verklebungen, indem Sie mit Daumen und Zeigefinger von außen über alle Saiten streichen. Fegen Sie mit Ihren »Schwimmhäuten« die bereits gelösten Kleberreste zusammen, und transportieren Sie sie mit dem Staubsauger der Hohlhand zum »goldenen Dreieck«.

2. Teil: die Bauchmassage

In diesem Massageabschnitt geht es einzig und allein darum, zu genießen, zu entspannen und sich fallen zu lassen. Wie sonst selten im Leben steht nun unser Bauch im Mittelpunkt. Unsere ganze Aufmerksamkeit gilt dem Bauch als einem Zentrum von Ruhe und Wärme, die sich von ihm ausbreiten, unseren Körper durchströmen und schließlich unsere Gefühle und Gedanken erfassen. Gönnen wir ihm eine besondere Behandlung, damit wir unsere angestauten und verletzten Emotionen nicht länger in ihm einschließen.

Wenn sanft und in einem beruhigenden Tempo massiert wird, erreichen Sie bald einen Punkt, an dem Sie deutlich spüren können, wie Sie sich von Alltagsproblemen, Ängsten und Sorgen lösen. Verstärken Sie dieses Loslassen, indem Sie sich sagen: »Ich bin frei von Schuld und frei von Verantwortung«.

Mit jeder weiteren Massage wird Ihnen das Entspannen leichter fallen, eine Fähigkeit, deren Wirkung sich alsbald auch in Ihren Alltag ausdehnen wird. Ihre Spannkraft wird zunehmen. Und Ihr Sorgenpaket wird kleiner, da wir häufig dazu neigen, auch alte Sorgen und Ängste über die notwendige Zeit hinaus mit uns herumzuschleppen, die wir jetzt mit Hilfe der Massage loslassen können.

Bei der Bauchmassage kann man sich von Sorgen und Alltagsproblemen lösen.

➤ Diese Massage findet auf dem Boden statt. Machen Sie es sich dort gemütlich. Ölen Sie den Bauchraum gut mit Olivenöl ein. Und denken Sie bitte daran, dass Ihre Hände angewärmt sind – sonst bekommt die Massierte einen Kälteschreck.

Die Diagonale

➤ Stellen Sie sich in der Körpermitte eine unsichtbare Linie vor. Diese werden wir in der Bauchmassage nicht kreuzen.

➤ Massieren Sie mit der Hohlhand beidseitig von der Körpermitte mit sehr wenig Druck jeweils vom Schambein diagonal bis über die Hüfte und darüber hinaus bis zu den Reflexzonen der Nieren.

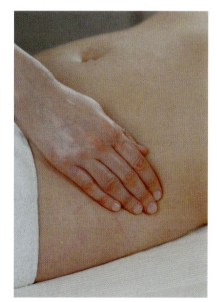

Die Diagonale

▶ Je mehr Ihre Partnerin nun entspannt, desto besser kann er loslassen und desto schneller können Sie Verspannungen lösen. Die Dauer der Massage kann beliebig sein! Drei bis fünf Minuten sollten allerdings der Entgiftung dienen, die restliche Zeit zum Entspannen.

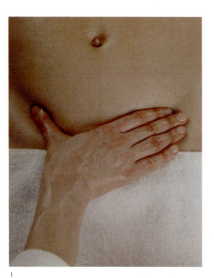
1

Inneres Bild

Lassen Sie auch hier zunächst Ihren »Laserpointer« bei offener Hohlhand »Geröll« auffinden und lösen. Das Vakuum der Handfläche transportiert dieses direkt zu den Nieren, die sich um alles Weitere kümmern.

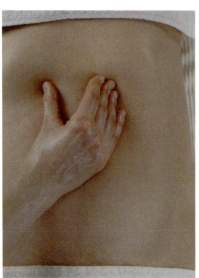
2

Die Gerade

▶ Massieren Sie nun mit der Hohlhand vom Schambein zum Brustbein: Beginnen Sie oberhalb des Schambeins mit einer offenen Hand (Bild 1) und schließen Sie sie auf dem Weg zum Brustbein allmählich zur Hohlhand (Bild 2). Am Rippenbogen ist die Hand geschlossen.

▶ Auch hier ist die Dauer der Massage beliebig, wobei drei bis fünf Minuten der Entgiftung dienen sollten und die restliche Zeit wiederum der Entspannung.

Die Gerade

> ### Inneres Bild
>
> Stellen Sie sich vor, wie Ihre Hand die Bauchmuskulatur reinigt und sich dabei in immer tiefere Regionen vorarbeitet, obwohl Sie nur an der Hautoberfläche massieren. Wenn Ihre Hand am Brustbein angekommen ist, leiten Sie die Stoffwechselschlacken an das Brustbein weiter – es ist ein weiteres Tor in das körpereigene Pipelinesystem, um »Müll« abzutransportieren.

Die Entspannung in diesem Massageteil ist äußerst intensiv. Oft berichten mir Paare, dass sie sich manchmal spontan entscheiden, diesen Teil auszudehnen und dafür auf andere Massageteile zu verzichten. Es ist möglich, dass der Massierte dabei einschläft oder aber so genüsslich entspannt, dass man einfach nicht damit aufhören möchte. Viele Paare wenden diesen Massageteil auch einfach zwischendurch im Alltag an, um Stress abzubauen. Bei einigen ist die Bauchmassage längst fester Bestandteil des Liebesspiels geworden sei – denn Loslassen und Entspannen sind beste Voraussetzungen für ein intensiveres Erleben der Lustgefühle.

Zusatzgriffe für Fortgeschrittene

Die Fruchtbarkeitsmassage besteht aus der Entgiftungs- und der Bauchmassage. Beide Massageteile können Sie aber auch einzeln massieren. Darüber hinaus gibt es noch zusätzliche Griffe, mit denen man gezielt weitere Organe unterstützen und stärken kann. Wenn Ihnen die ersten beiden Massageabschnitte einigermaßen vertraut sind, dann können Sie diese Zusatzgriffe in Ihre ganz persönliche Massage einbauen.

Die Anregung der Nieren

Dies ist die einzige Massage, die ohne vorheriges Einölen durchgeführt wird. Das Öl, das sich durch die vorangegangenen Massagegriffe ohnehin noch an Ihren Händen befindet, ist vollkommen ausreichend für die Nierenanregung. Die Anregung der Nieren verstärkt ihre Fähigkeit zur Entgiftung – ein Vorgang, der für die Fruchtbarkeit eine wichtige Rolle spielt.

➤ Diese Massage findet im Sitzen auf einem Hocker statt und folgt direkt im Anschluss an die Entgiftungsmassage. Überprüfen Sie die Hauttemperatur der Nierenzonen, und regulieren Sie diese gegebenenfalls (siehe Seite 87ff.).
  Tipp: Je kühler die Zonen sind, desto besser wird die Nierenanregung wirken. Je wärmer die Zonen, desto weniger werden Sie benötigen.

➤ So finden Sie die Nierenzonen: Legen Sie die Handkante direkt auf den Hüftknochen Ihres Massagepartners, und führen Sie die Daumen beidseitig der Wirbelsäule, etwa zwei Daumenbreit von ihr entfernt, zusammen: Dies ist das Zentrum der Reflexzonen der Nieren.

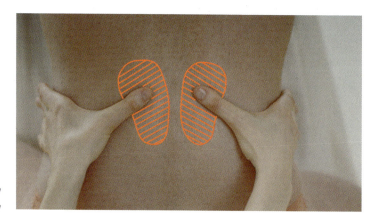

Die Reflexzonen der Nieren

Zusatzgriffe für Fortgeschrittene 105

➤ In jeder dieser Zonen befinden sich drei übereinander liegende Punkte, auf deren mittlerem sich nun Ihr Daumen befindet. Zwei weitere liegen ein bis zwei Daumen breit über diesem mittleren Punkt, wiederum zwei weitere im selben Abstand darunter.

➤ Alle sechs Punkte sollen durch die Massage angeregt werden. Dies geschieht folgendermaßen:

➤ Ihre Daumen sollten aufeinander zuzeigen (Bild 1). Üben Sie nun einen leichten Druck auf diese Stellen aus, und bewegen Sie beide Daumen gleichzeitig um 90 Grad nach oben, also in die Zwölf-Uhr-Position, aber nicht darüber hinaus (Bild 2 und 3).

➤ Ziel ist es, lediglich die Haut zu dehnen. Die Aktion findet also an der Oberfläche statt, nicht in der Muskulatur.

➤ Dehnen Sie jeden der Punkte achtmal.

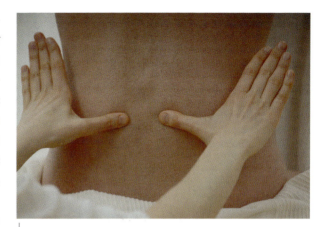

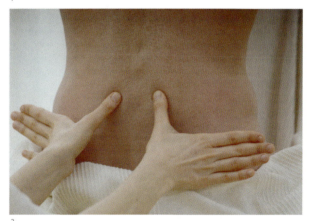

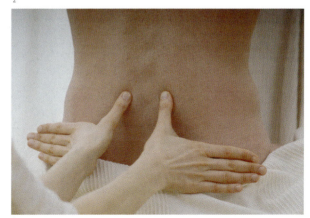

Inneres Bild

Stellen Sie sich vor, die Nieren seien die städtische Abwasseranlage und der Körper hätte ein umfassendes Rohrsystem, welches Abwasser direkt dorthin leitet. Die Nierenzonen sind Ihr Maschinenraum, von dem aus Sie die Intensität der Klärleistung regulieren können. Als Mechaniker verwenden Sie nun Ihren Daumen, um die sechs Ventile jeweils einmal um sich selbst zu drehen und sie damit zu öffnen.

➤ Zum Abschluss dieser Massage streichen Sie einige Male mit geöffneten Händen vom Rippenbogen bis zur Hüfte und dann nach vorne bis unterhalb des Bauchnabels. Das gleicht einem Beruhigen und Verschließen der »Nierenventile«, außerdem unterstützen Sie so den Abtransport freigelegter Stoffwechselschlacken, die sich übrigens überall in unserem Körper jeweils zwischen den Zellen befinden. Darüber hinaus beugen Sie durch das Ausstreichen generell einem Muskelkater vor. Das Ausstreichen sollte weniger als eine Minute dauern.

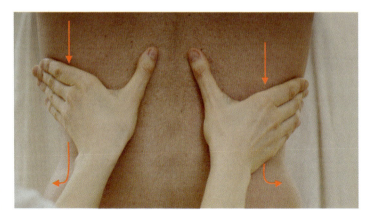

Ausstreichen der Nierenzonen

Die Anregung der Leber

Durch die Anregung der Leber, die die Gallenflüssigkeit produziert, wird die Fähigkeit Ihres Körpers, sich selbst zu entgiften, ebenfalls erhöht. Die Massage ist denkbar einfach und kann zu Beginn der Bauchmassage erfolgen.

➤ Denken Sie sich wieder die Körpermittellinie, über die Sie nicht hinausarbeiten.

➤ Massieren Sie mit den Spitzen Ihrer drei mittleren Finger nur an der Hautoberfläche vom rechten Rippenbogen ungefähr in einem 45-Grad-Winkel bis zur Körpermittellinie.

➤ Diese Massage dauert nur ein bis zwei Minuten. Wenn die Haut in der Leberzone warm wird, sind Sie fertig.

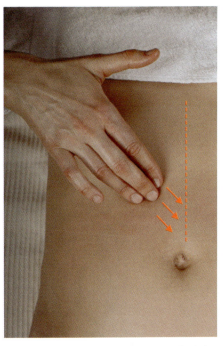

Anregung der Leber

Inneres Bild

Stellen Sie sich vor, dass die Körpermittellinie das zentrale Abwasserrohr des Körpers ist, das mit zahlreichen Gullys versehen ist. Es ist Winter, und auf dem Dach Ihrer Leber hat sich viel Schnee angesammelt. Schieben Sie den Schnee direkt in die Kanalisation, damit es keine Überschwemmung gibt, wenn der Schnee schmilzt. Während Sie schieben, wird das Dach der Leber immer leichter: Sie kann aufatmen und ihren Betrieb viel besser aufnehmen, wobei sie wieder warm wird.

Die Tonisierung der Gebärmutter

Wenn die Gebärmutter einen guten Tonus hat, ist sie fit. Dieser Grundtonus ist bei jeder Frau individuell. Ich kenne keine zwei Gebärmütter, die, wenn man sie über die Reflexzonen greift, den gleichen Eindruck oder Charakter vermitteln würden.

Im Laufe des Lebens verändern sich Lage, Fitness und Charakter einer Gebärmutter. Das lässt sich leicht verstehen, wenn man an Zustände nach Geburten denkt oder an die wechselnde Geschmeidigkeit der Gebärmuttermuskulatur allein innerhalb eines Monatszyklus. Unabhängig davon scheint es aber Zeiten zu geben, in denen die Gebärmutter kritische Phasen durchlebt. Dies zeigt sich durch den emotionalen Eindruck, der entsteht, wenn man sie einmal wirklich »berührt«, und den beide Massagepartner wahrnehmen können.

Das Massieren der Gebärmutter ist der gefühlvollste Abschnitt der Fruchtbarkeitsmassage.

Wie ich schon an anderer Stelle sagte, lassen sich die verschiedenen Sequenzen der Fruchtbarkeitsmassage durchaus rein technisch durchführen, ohne innere Bilder hinzuzuziehen oder auf emotionale Wahrnehmungen zu achten. Es liegt in Ihrer Entscheidung, wie Sie verfahren möchten. Ich möchte Ihnen aber Folgendes ans Herz legen: Die Arbeit mit der Gebärmutter ist die gefühlvollste in der ganzen Fruchtbarkeitsmassage, sodass manch einer, der eigentlich rein physikalisch massieren wollte, dennoch innere Eindrücke erhalten kann, auch wenn dies vielleicht gar nicht sein Ziel war. Für die »Bilder-arbeiter« mag es sein, dass die Eindrücke hier stärker werden. Ich möchte daher gern ausdrücklich darauf hinweisen und Ihnen Mut machen: Die Gefühlsarbeit der Gebärmutter ist wundervoll!

Dazu möchte ich Ihnen folgende Geschichte erzählen: Zu Beginn meiner Ausbildung erklärte uns ein Physiotherapie-Lehrer, dass es bei der sanften Massage des Muskels, der vom Schlüsselbein zum Ohr geht, geschehen könne, dass der Patient weinen müsse, denn dieser Muskel sei »der Muskel der 100 000 unge-

Ein Beispiel aus meiner Praxis

Einst massierte ich die Gebärmutter einer jungen, gesunden Frau, die sich ein Baby wünschte. Mein erster Eindruck war, dass diese Gebärmutter sich »schlafen gelegt« hatte. Das mochte ihr ich aber nicht sagen. Ich nahm mir vor, nach dem Seminar mit ihr allein weiterzuarbeiten, und bat ihren Mann, die Gebärmuttermassage in der Zwischenzeit fortzuführen. Während des Massierens bemerkte er, wie gleichsam Leben in den Bauch seiner Frau kam. Die Gebärmutter fing leicht zu vibrieren an. »Sie summt!«, sagte er zu mir, bevor er mich bat, das selbst zu fühlen. Ich legte also meine Hand wieder auf die Gebärmutter der jungen Frau, und tatsächlich: Nachdem zuvor absolut nichts zu spüren gewesen war, schien sie nun allmählich zu »erwachen«.

Das, was der Mann als Summen bezeichnet hatte, war in den Händen wie ein sehr leichtes Vibrieren zu spüren. Während der Massage begann die Frau dann vom Tod ihrer Mutter zu erzählen, und der Zeit vor dem Tod, in der sie sie gepflegt hatte. Ich hatte schon oft erlebt, dass während der Gebärmuttermassage der eine oder andere Mutterkonflikt zu Tage kam – aber nun war ich überrascht. Konnte es tatsächlich sein, dass sich die Gebärmutter dieser jungen Frau mit dem Tod der Mutter quasi ebenfalls »schlafen gelegt« hatte?

Das Paar massierte in den Wochen nach dem Seminar weiter, und die junge Frau holte in dieser Zeit einiges an Trauerarbeit nach, während ihre Gebärmutter nach und nach immer mehr zum Leben zu erwachen schien. Bald darauf kam es zur ersten Schwangerschaft und kurz nach der Geburt zur nächsten. Die beiden sind heute glücklich mit ihren zwei Kindern.

weinten Tränen«. Mit der Massage würden wir diese Tränen freisetzen, die eingesperrten Gefühle unserer Patienten lösen und somit eine Heilung bewirken.

An diese Sätze denke ich oft, wenn ich die Arbeit an der Gebärmutter erlebe. Fragte mich jemand, wo ich suchen würde, wenn ich die verborgenen Gefühle eines Menschen finden wollte, würde ich ihm antworten: im Bauch. Fragte mich jemand, wo ich nach verborgener Weiblichkeit und Mütterlichkeit suchen würde, lautete meine Antwort: in der Gebärmutter.

▶ Ein Tipp an den massierenden Partner: Sobald Sie bei der Gebärmuttermassage bemerken, dass Gefühle bei Ihrer Partnerin hochkommen, halten Sie mit der Massage inne, belassen Sie die Hand aber über der Gebärmutter, als wollten Sie sie schützen. Stellen Sie sich vor, dass Sie mit Ihrer Hand einen geschützten Raum schaffen, in welchem es Ihrer Partnerin möglich ist, ihren Gefühlen zu begegnen, um sie dann zu entlassen. Dabei können durchaus Tränen fließen und kann das eine oder andere Wort gesagt werden – dieser Zustand dauert nur kurz an und wird von den Frauen immer als erleichternd empfunden. Anschließend können Sie weitermassieren.

▶ **Der Gebärmuttergriff**
Diese Massage sollte sich idealerweise an die Bauchmassage (siehe Seite 100ff.) anschließen. Der Bauch sollte sehr gut eingeölt sein, damit die Hand wie von allein darübergleiten kann.

Viele Menschen vergleichen die Form der Gebärmutter mit der einer Birne. Bei dieser Massage verwenden wir einen Handgriff, mit dem wir genau eine Birne umfassen könnten, stünde diese Birne auf dem Kopf, direkt über dem Schambein. Die Hand ist also zu einem Halbkreis gewölbt, der Daumen und der kleine Finger befinden sich auf gleicher Höhe mit der Handwurzel. Allein diese drei Punkte üben Druck aus, kein anderer sonst.

Es waren die Männer in meinen Seminaren, die diese Handhaltung gern mit dem Bild einer Pistenraupe verglichen. Diese »Pistenraupe« startet am Schambein und wird so platziert, dass die Kufen tiefer in den Bauch greifen. Die übrige gewölbte Hand befindet sich an der Bauchoberfläche.

➤ Setzen Sie sich Ihrer Partnerin gegenüber, sodass sich Ihre Oberschenkel etwa in gleicher Höhe befinden. Achten Sie darauf, einen gewissen Abstand zum Bauch zu halten.

➤ Legen Sie nun die Hand auf den Bauch Ihrer Partnerin. Stellen Sie sich vor, tief im Bauch rechts und links neben der Gebärmutter befänden sich zwei Schienen, auf denen Sie entlangfahren sollen. Und zwar immer vom Schambein bis zum Anfang der Rippen, das ist etwa eine Hand breit über dem Bauchnabel. Beginnen Sie an der Oberfläche, und arbeiten Sie nach und nach tiefer, damit Sie ein Gefühl für den Griff bekommen.

➤ Der Druck, mit dem Sie massieren, sollte aus der Schulter kommen, nicht aus der Hand! Legen Sie Ihre Hohlhand auf das Schambein, und strecken Sie nun Ihren Arm vollkommen durch, sodass die Bewegung nur von der Schulter ausgeht – von hier können Sie den Druck besser dosieren. Ihre Hand sollte nur durch die Atembewegung Ihrer Partnerin nach und nach wie von selbst sehr langsam nach oben rutschen.

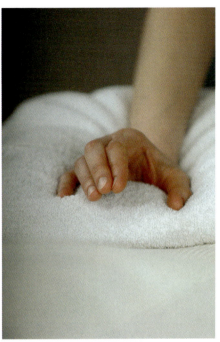

Griff zur Tonisierung der Gebärmutter

Inneres Bild

Stellen Sie sich die Gebärmutter Ihrer Partnerin als ein Organ in Form einer Birne vor, neben dem sich rechts und links Schienen befinden. Auf diesen Schienen fährt Ihre Hand immer wieder entlang.

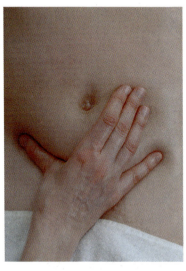

➤ Legen Sie Ihre Handwurzel auf das Schambein, und lassen Sie dabei Ihre Hand zunächst weit geöffnet, als würden Sie die Gebärmutter im Bauchinnern umfassen wollen.

➤ Schließen Sie nun Ihre Hand wieder so weit, als würden Sie die Gebärmutter umfassen. Hierbei liegen der Daumen und der kleine Finger tiefer, während die Handinnenfläche keinerlei Druck ausübt.

➤ Schieben Sie nun auf keinen Fall die Hand nach oben, sondern geben Sie über den ausgestreckten Arm genau so viel Druck in die Hand, wie Sie benötigen, damit die Hand durch die leichte Bewegung der Atmung Ihrer Massagepartnerin wie von selbst langsam nach oben zu wandern beginnt.

➤ Wiederholen Sie diesen Griff einige Male. Sie werden sehen, wie schnell Ihre Hand immer mehr Sicherheit erlangt und wie einfach diese »Reise« mit jedem weiteren Mal wird. Verstärken Sie den Druck allmählich, und arbeiten Sie nach und nach tiefer.

Der Gebärmuttergriff

Inneres Bild

Stellen Sie sich vor, Ihre Hand würde die Gebärmutter um Einlass, um die Erlaubnis einer Annäherung bitten. Warten Sie geduldig, bis Sie diese erhalten.

Anmerkungen zur Gebärmuttermassage

Verschiedene Menschen haben natürlich auch verschiedene und individuelle Wahrnehmungen. Verschaffen Sie sich also zunächst Ihren eigenen Eindruck, und beobachten Sie im Verlauf der Massage, wie dieser sich ändert.

➤ Achten Sie beim Massieren auf das, was Ihre Handfläche spürt. Sie ist hier sozusagen der Scanner. Sobald Sie etwas tiefer arbeiten, spüren Sie beim Übergleiten der Gebärmutter eine rundliche Form. Blieben wir bei unserem Vergleich mit der Birne, dann spüren Sie nun den runden Teil dieser Birne, während Sie den Birnenhals nicht wahrnehmen, weil dieser zu tief liegt. Diese Form nimmt jeder Mensch individuell wahr. Da wir in den Reflexzonen arbeiten, muss diese wahrgenommene Form nichts mit anatomischen Vorstellungen zu tun haben. Was immer Sie spüren – es ist richtig!

➤ Verschaffen Sie sich nun eine Vorstellung davon, in welcher Position sich die »Gebärmutter« in Ihren Händen darstellt: Scheint der runde Teil eher nach vorne gekippt zu sein oder eher nach hinten? Korrigieren Sie hier gerne. Dazu bedarf es keiner weiteren Grifftechnik. Allein Ihr Bestreben, beim jeweiligen Übergleiten der Gebärmutter diese nach oben »liften« zu wollen oder sanft in eine mittlere Lage zurückzuversetzen, reicht hier vollkommen aus.

➤ Bereits das tiefere Arbeiten im Bauch bewirkt, dass die inneren Organe ihrem eigenen Bestreben, sich richtig positionieren zu wollen, selbstständig nachkommen können. Sie werden dies tun, und sie können es mit jeder weiteren Massage auch immer besser. Der Bauch darf hierbei getrost ein wenig knurren oder grummeln.

➤ Auch der Tonus, die Härte oder Weichheit dessen, was Sie spüren, ist individuell. Beobachten Sie, wie er sich im Verlauf der Massagen ändert. Ein hoher Tonus, also eine hohe Spannkraft, ist hier nicht immer das Optimum. Wie im gesamten Körper sollte hier die Spannkraft der Muskeln individuell zum Typ passen. Der Körper selbst wird hier nach und nach seinen eigenen Tonus wiederfinden.

Die Tonisierung der Eileiter

Die Eileiter sind innen mit einer Schleimhaut ausgestattet, ganz ähnlich wie zum Beispiel auch unsere Nase. Und so, wie die Nase manchmal verschnupft ist, können dies auch die Eileiter sein. Ziel dieser Massage ist es, über die Anregung der Reflexzonen Verspannungen zu lösen und einen Heilreiz zu geben. Am besten schließt man die Tonisierung der Eileiter an die Bauchmassage (siehe Seite 100ff.) an.

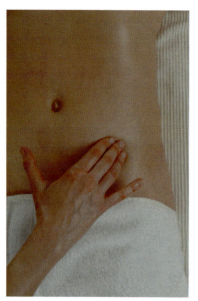

Tonisierung der Eileiter

▶ Streichen Sie mit den Spitzen Ihrer drei Mittelfinger zwar sanft, aber tiefer als bisher (etwa 3 cm unter der Hautoberfläche) in den Reflexzonen der Eileiter vom jeweils äußeren Schambein bis zur Oberkante der Hüftschaufel.

▶ Lassen Sie Ihre Finger dort nach dem »Mutterband« suchen. Ihre Finger können das sehr viel besser als Ihr Kopf. Suchen Sie nach einem »unterirdischen Kabel« oder »einem festen Gummiband«. Ein solches Band hat üblicherweise viele Erhebungen und

Inneres Bild

Stellen Sie sich die Eileiter Ihrer Partnerin als ein röhrenförmiges Organ vor, das mit vielen goldenen Flimmerhärchen ausgestattet ist, um die Eizellen weiterzutransportieren. Stellen Sie sich vor, Sie hätten einen kleinen Feger, mit dem Sie Flüssigkeit, die die Röhre verstopft, sanft herauskehren können.

Unregelmäßigkeiten, die es zu massieren gilt, damit das Band wieder richtig arbeiten kann. Mit jeder weiteren Massage werden weniger Unregelmäßigkeiten vorhanden sein.

➤ **Lösen der Unregelmäßigkeiten**
Massieren Sie mit der Spitze des Mittelfingers (als inneres Bild kann wieder der Laserpointer dienen) sehr sanft die Haut über den Unregelmäßigkeiten, die Sie in der Tiefe aufspüren konnten. Hier lassen Sie Ihre Fingerspitzen gegen den Uhrzeigersinn kreisen – bilden Sie aus vielen kleineren Kreisen einen größeren Kreis, ebenfalls gegen den Uhrzeigersinn. Arbeiten Sie nahezu ohne Druck. Gleich im Anschluss an eine solche Irritation transportieren Sie die so freigesetzten Stoffwechselschlacken mit der Hohlhand diagonal über der Hüftschaufel zu den Reflexzonen der Nieren.

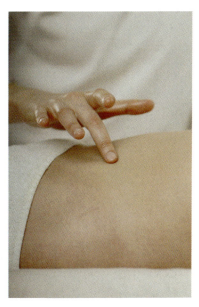

Lösen der Unregelmäßigkeiten

Im Gegensatz zur landläufigen Massage, in der man Verspannungen unter Druck und Schmerz zu »knacken« versucht, setzen wir in der Fruchtbarkeitsmassage auf ein ganz anderes Werkzeug: die Irritation! Durch diesen sanften, fast klammheimlichen Reiz an der Hautoberfläche bekommt die Nervenerregungsleitung, die sich ja immer auch in einem Spannungsgefüge befindet, eine ungewohnte Information. Sie ist irritiert, und für kurze Zeit verändert sich das vorhandene Spannungsgefüge.

Die Fruchtbarkeitsmassage auf einen Blick

I. Die Entgiftungsmassage

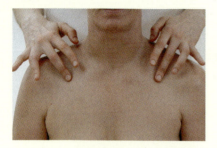

Das »goldene Dreieck« stimulieren
Grifftechnik: Spitze des Mittelfingers
Bewegung: langsam und rhythmisch kreisen
Druck: sehr sanft
Inneres Bild: Die Stoffwechselschlacken werden wie Puderzucker durch ein Sieb gerieben.

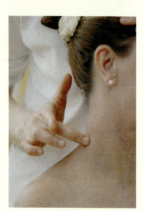

Stoffwechselschlacken lösen
Grifftechnik: Spitze des Mittelfingers
Bewegung: langsam und rhythmisch kreisen
Druck: sehr sanft
Inneres Bild: Laserpointer löst Geröll aus den Muskelsträngen.

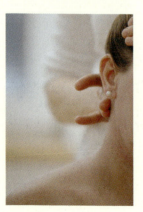

Halsmuskeln ausstreichen
Grifftechnik: Mittelfinger, quer
Bewegung: den Muskelstrang abwärts ausstreichen
Druck: sanft, aber konsequent
Inneres Bild: Besen fegt das gelöste Geröll aus den Muskelsträngen.

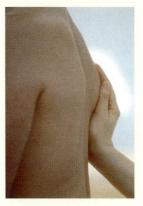

Stoffwechselschlacken abtransportieren
Grifftechnik: Hohlhand
Bewegung: aufwärts streichen bis zum »goldenen Dreieck«
Druck: sanft, aber konsequent
Inneres Bild: Handflächen fungieren als Staubsauger.

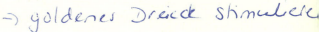

Ergänzungsgriffe:

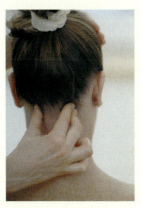

»Melken« der Stoffwechselschlacken
Grifftechnik: Daumen und Zeigefinger
Bewegung: langsame halbkreisförmige Abwärtsbewegungen
Druck: mittel
Inneres Bild: Die verklebten Saiten einer Harfe werden gereinigt.

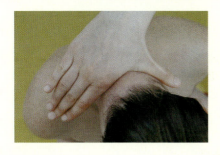

Ausstreichen der Muskeln an der Halswirbelsäule
Grifftechnik: Bereich zwischen Daumen und Zeigefinger
Bewegung: zügig von oben nach unten
Druck: mittel
Inneres Bild: »Schwimmhäute« streichen die Saiten einer Harfe.

II. Die Bauchmassage

Handschriftliche Notiz:
- Hand auf Bauch legen, schauen ob der Bauch wärme aufnimmt.
- mit der Hand vom Schambein über den Bauch streichen - Vertrauen gewinnen.

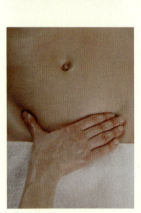

Die Diagonale
Grifftechnik: Hohlhand
Bewegung: langsames Ausstreichen vom Schambein zur Hüfte
Druck: sehr sanft
Inneres Bild: Laserpointer spürt Geröll auf und löst es.

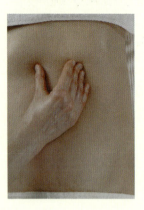

Die Gerade
Grifftechnik: Hohlhand
Bewegung: langsames Ausstreichen vom Schambein zum Brustbein
Druck: sehr sanft
Inneres Bild: Die inneren Organe werden gereinigt und repariert.

Zusatzgriffe für Fortgeschrittene:

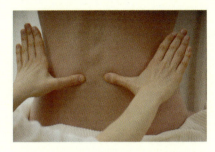

Anregung der Nieren
Grifftechnik: Daumen und offene Hand
Bewegung: Drehung von der Neun-Uhr- zur Zwölf-Uhr-Position
Druck: kein Druck, nur Dehnung des Bindegewebes
Inneres Bild: Öffnen der Nierenventile

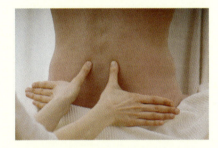

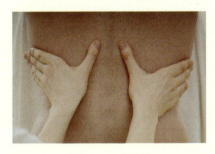

Ausstreichen der Nieren
Grifftechnik: offene Hand
Bewegung: langsames Ausstreichen vom Rippenbogen abwärts zur Hüfte und dann nach vorne bis unterhalb des Bauchnabels
Druck: mittel
Inneres Bild: Schließen der Nierenventile

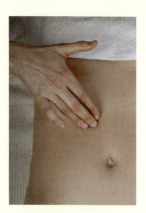

Anregung der Leber
Grifftechnik: Spitzen der drei Mittelfinger
Bewegung: langsames Kreisen von der Leberregion im 45-Grad-Winkel zur Körpermitte hin
Druck: sanft
Inneres Bild: Die Fingerspitzen fungieren als Schneeschieber.

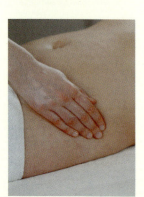

Hohlhand
Bewegung: kein aktives Schieben, sondern passives Gleiten, das der Bauch (durch die Atmung) vorgibt
Druck: lediglich auf Daumen, kleinem Finger und Handwurzel
Inneres Bild: Umfassen einer Birne

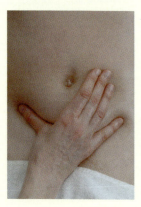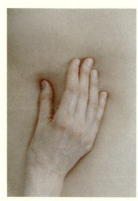

Gebärmuttergriff
Grifftechnik: Hohlhand
Bewegung: Aufwärtsstreichen vom Schambein bis kurz über den Bauchnabel, dabei schließt sich die Hohlhand
Druck: mittel
Inneres Bild: Die Hand ist wie ein Schutzschild über der Gebärmutter.

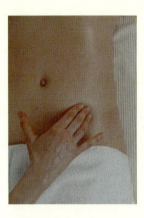

Tonisierung der Eileiter
Grifftechnik: Spitzen der drei Mittelfinger
Bewegung: die Reflexzone entlangkreisen
(jeweils vom äußeren Schambein zur Oberkante
der Hüftschaukel)
Druck: sanft, aber etwa 3 cm unter der Hautoberfläche
arbeiten
Inneres Bild: Ein kleiner Besen fegt die Verstopfungen
sanft weg.

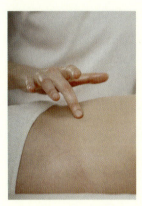

Lösen der Unregelmäßigkeiten
Grifftechnik: Spitze des Mittelfingers
Bewegung: viele kleine Kreise, die zusammen einen
größeren Kreis beschreiben
Druck: sanft, direkt an der Hautoberfläche
Inneres Bild: Laserpointer spürt Verhärtungen auf
und löst sie vorsichtig.

Fruchtbarkeitsmassage für den Mann

Die Fruchtbarkeitsmassage ist für beide Partner sinnvoll. Ein eigenes Buch über die Fruchtbarkeitsmassage für Männer zu schreiben ist wenig sinnvoll, denn die Massage läuft in weiten Teilen identisch ab. Nur werden logischerweise die unterschiedlichen Fortpflanzungsorgane anders behandelt. So werden auch bei Männern die Entgiftungs- und Entspannungsmassage wie vorne beschrieben angewendet. Lediglich die Tonisierung der Eileiter und der Gebärmutter entfallen und werden durch die Stimulation der Prostata ersetzt.

Diese Tonisierung der Prostata ist denkbar einfach. Viele Männer führen diesen Massagegriff morgens beim Duschen selbst durch. Er hält die Prostata fit, beugt Durchblutungsproblemen vor und kann so die Spermienqualität verbessern, insbesondere dann, wenn man im gleichen Zeitraum Entgiftungsmassagen erhält.

➤ Die Reflexzone für die Prostata befindet sich im Gebiet zwischen dem Anus und dem Ansatz des Hodensacks. Streichen Sie mit den Fingerspitzen mehrmals vom Anus bis zum Ansatz des Hodensacks. Tun Sie dies in geraden Linien, die sich mit Zickzacklinien abwechseln. Die Zickzacklinien lösen Verschlackungen, während die geraden Linien sie abtransportieren. Bitte übertreiben Sie bei dieser Massage nicht: Massieren Sie vielmehr sanft und dafür mehrmals wöchentlich.

➤ Diese Massage sollte über einen Zeitraum von mehreren Monaten erfolgen, besonders dann, wenn man damit die Qualität der Spermien verbessern möchte. Es ist nicht so schlimm, wenn Sie die Massage ab und an vergessen, wichtig ist, dass sie über längere Zeit immer wieder einmal gegeben wird. Dies ist die einzige Massage, von der mir die Paare berichten, dass sie von den Männern an sich selbst vorgenommen wird. Alle anderen Massagegriffe entfalten ihre volle Heilwirkung nur dann, wenn sie von einem Partner gegeben werden.

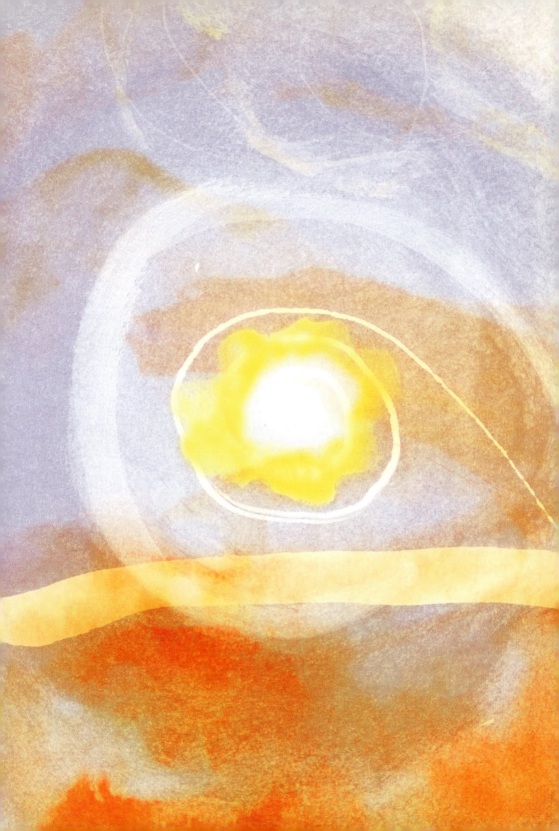

Literatur

Ute Auhagen-Stephanos: Wenn die Seele nein sagt. Unfruchtbarkeit – Deutung, Hoffnung, Hilfe. München 2002
Robin Baker: Krieg der Spermien: Krieg der Spermien. Bergisch Gladbach 1999
Ewald Becherer/Adolf E. Schindler (Hg): Endometriose. Rat und Hilfe für Betroffene. Stuttgart 2002
Maria Hechensteiner: Orchideenblüten – Mein Weg zum Wunschkind. Ein Mutmacher-Tagebuch für ungewollt kinderlose Frauen. Würzburg 2003
Theresia Maria de Jong: Im Dialog mit dem Ungeborenen. Peterberg 2004
Angelika Koppe: Mut zur Selbstheilung. Innere Körperreisen und Visualisierungen nach der Methode Wildwuchs. Würzburg 2004
Margret Madejsky: Alchemilla. Eine ganzheitliche Kräuterheilkunde für Frauen. München 2000
Werner Meinhold: Psychotherapie in Hypnose. Mannheim 1993
Christiane Northrup: Frauenkörper – Frauenweisheit. München 1998
Adelheid Ohlig: Die bewegte Frau. Luna Yoga für Gesundheit und Lebenslust. München 2004
Adelheid Ohlig: Luna-Yoga. Der sanfte Weg zu Fruchtbarkeit und Lebenskraft. Tanz- und Tiefenübungen. München 1991
Judith Uyterlinde: Eisprung. Eine Geschichte über die Liebe und den Wunsch nach einem Kind. München 2002
Birgit Zart: Babygeflüster, BoD, Norderstedt 2005
Birgit Zart: Gelassen durch die Kinderwunschzeit – Loslassen lernen und empfangen, München 2006

Stichwortverzeichnis

Abtransport von Stoffwechselschlacken 103, 106, 117
Alltagsgifte 49
Anregung der Leber 35, 107, 120
Atmung 56, 112
Ausscheidung 49, 58, 92,
Ausstreichen 43, 96, 99–100, 106, 116–119

Balance 21, 24, 28, 31, 43, 48
– seelische 48
Bauchmassage 82–83, 100–101, 103, 105, 107, 110, 114, 118
Beckenbodentraining 53
Befruchtung, künstliche 20–21, 41
Bilder, innere 39, 84–85, 108, 117–121
Blähungen 58
Blase 29, 58, 77
Blockaden 14, 34

Creative Healing 20

Diagonale, die 101, 118
Durchblutung 29, 52, 68–69, 122
Durchfall 58

Eierstöcke 21, 41, 53, 70
Eileiter 21, 25, 41, 53, 70, 114

Eisprung 13, 58, 60, 62–63, 68
Emotionalkörpertherapie 43
Emotionen 39–40, 47–48, 52, 54–55, 57, 63, 65, 100, 108
Endometriose 68
Entgiftung 28, 35, 48–50, 81, 92, 97, 102, 104
Entgiftungsmassage 24, 26, 49, 83, 92–93, 95, 97–99, 116, 122
Entspannung 24, 26, 31, 35, 40, 47–50, 52, 77, 80, 85–86, 102–103
Entspannungstechniken 14, 48
Ergänzungsgriffe 98, 119, 121

Fantasie 31–32, 36, 49, 84–85, 89–90
Fehlgeburt 22, 53, 82
Fortpflanzungsorgane 21, 25, 30, 50–51, 59, 63, 66, 68, 70–71, 92
Fruchtbarkeit 14, 20, 104
Fruchtbarkeitsmassage, Anleitung zur 73–122

Gebärmutter 21, 25, 53, 68, 70, 108–113
– griff 111, 120
– schleimhaut 68
Geburt 16, 20, 50, 53, 81, 108–109

Gefühle 32–34, 36–37, 39–40, 47–48, 57–58, 63–65, 70, 86, 100, 103, 109–110
Gerade, die 102, 118
Goldenes Dreieck 95, 117
Gowri Mohta, Dr. 20, 22–23, 25

Hals- und Nackenbereich 49, 92–93, 95
Halswirbelsäule 98–99, 117
Hebammen 15, 16, 22
Heilform 20
Heilkraft 87, 91
Heilmassage 9
Heilreiz 27–28, 59, 61, 114
Hohlhand 97, 100–102, 111, 115, 117–118
Hormone 13, 24–25, 28, 33, 43, 52, 60, 62–63, 65, 70
Hormonhaushalt 18, 24, 52
Hormonschwankungen 24, 82
Humor 17, 63–64, 66–67

Immunsystem 50
Intimsphäre 78–79

Kinderwunsch 19–22, 25, 40–43, 69, 82
– unerfüllt 25
Kopfschmerzen 18, 26–27, 49, 91
Körperbewusstsein 71

Körperkontakt 79, 88, 90, 92
Körpertemperatur 76, 87–89, 91
– erwärmen 76, 88, 90–91
– kühlen 88–92, 97

Laienmassage 9, 22
Leber 33, 35, 49, 94, 107
Loslassen 25, 34, 40, 43, 48, 80, 101–103
– emotionales 48
lymphatisches System 94

Massage, Vorbereitungen für die 75–76
Massagegriffe 49, 55, 80, 83, 104, 122
Massagezeiten 82
Menstruation 14, 18, 63, 66–68, 70
Menstruationsbeschwerden 13, 17, 24
Methoden der Erwärmung 90–91, 97
Methoden der Kühlung 88, 90–92
Mülldeponie 49, 92–93, 95, 97
Muskelkater 49, 51–52, 70, 98, 106
Muskelstrang 116
Muskulatur 24, 26–27, 29, 31, 33, 47, 53, 82, 96, 103, 105, 108, 117
– Bauch 53, 103
– Gebärmutter 108
– Hals 31, 35, 96, 117

– Kopf 27
– Nacken 47

Nacken 33, 47–49, 59, 92–93, 95–96
Naturheilkunde 15–17, 24, 26–28, 32, 54, 87, 100
Nebenhöhlen 59, 62
Nieren 22, 30, 33, 49, 62, 94, 101–102, 104, 106, 115, 119
– punkt 22, 62
– zone 22, 104, 106

Olivenöl 75–76, 87, 93, 101

Partnerschaft 23, 66
PH-Wert des Blutes 49
Prostata 122

Reflexzonen 20–21, 28–30, 84, 101, 104, 108, 113–115
Regulierung der Hormone 52
Revitalisierung 53
Rückbildungsgymnastik 53

Schlafstörungen 32
Schwangerschaft 20, 42, 53, 109
Selbstbewusstsein 66, 71
Sexualität 66
Stabilisierung der Gesundheit 50
Stevenson, Joseph B. 20
Stoffwechselgifte 26, 31, 93, 98

Stoffwechselschlacken 26, 49–50, 84, 93, 95–99, 103, 106, 116
Stress 13–14, 18, 25–27, 47–50, 78–80, 92, 99, 103

Tonisierung 21, 25, 50–51, 110–111, 114, 120–122
– der Eileiter 114, 121
– der Fortpflanzungsorgane 21, 25, 50, 51
– der Gebärmutter 108–113
– der Prostata 122
Tonus 51, 108, 113

Unterbewusstsein 34, 64

Vagina 53, 58
Vertrauen 23, 59–61, 77, 80, 84–85

Wärme 57–58, 63, 76, 87–92, 97, 100, 104
Wärmeempfindung 52, 57, 60, 69
Wahrnehmung 66, 87, 108, 113
Wahrnehmungsfähigkeit 55
Weiblichkeit 14, 16, 110
Wellness 48
Wohlbefinden 23, 32, 48, 55, 71, 91–92

Zyklus 13–14, 18, 24, 60, 62, 65–66, 68, 70, 82, 108
Zyklusbeschwerden 82

Die Autorin

Birgt Zart, 1960 in Berlin geboren, ist seit 20 Jahren als Heilpraktikerin und Homöopathin mit eigener Praxis tätig. Sie gilt in Deutschland als Pionierin der alternativen Kinderwunschtherapie. Vor gut 10 Jahren hat Birgt Zart die Fruchtbarkeitsmassage in England kennen gelernt. Seither hat sie die Massage weiterentwickelt und hierzulande mit großem Erfolg etabliert. Neben ihrer Praxistätigkeit gibt Birgt Zart zahlreiche Seminare in Deutschland und Österreich und hat 2005 den ersten Kinderwunsch-Kongress ins Leben gerufen. Sie lebt mit ihrem Mann und ihren drei Söhnen in der Nähe von Berlin.

Kontakt:
Birgit Zart
Alte Gärtnerei 7
14641 Tremmen
Tel.: 0332/338 31 05
E-Mail: biggi@kinderwunschhilfe.de
www.kinderwunschhilfe.de

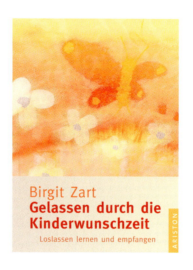

Birgit Zart
Gelassen durch die Kinderwunschzeit
Loslassen lernen und empfangen

160 Seiten, Broschur
ISBN-10: 3-7205-2737-9
ISBN-13: 978-3-7205-2737-8

Viele Paare sind voller Vorfreude, wenn sie sich entschließen, ein Kind zu bekommen, und starten euphorisch in die Kinderwunschzeit. Stellt sich jedoch heraus, dass das Schwangerwerden nicht gleich klappt, beginnt für viele Frauen oft eine einsame Leidenszeit.

Einfühlsam weist Birgit Zart, Heilpraktikerin, Homöopathin und Kinderwunschtherapeutin, einen Weg aus der emotionalen Abwärtsspirale. In ihrem Buch finden Betroffene seelische Unterstützung, die ihnen hilft, Angst und Enttäuschung ins Positive zu wandeln, gegenseitiges Verständnis in der Partnerschaft zu entwickeln, dem eigenen Körper wieder zu vertrauen, loszulassen – und zu empfangen!

ARISTON